Sakina K. Sievers | Nirgun W. Loh

Alles Gute für die Nieren

Heilung für das Wasserelement

ShenDo Verlag

Die in diesem Buch beschriebenen Anwendungen und Tipps sind von den Autoren mit größter Sorgfalt dargestellt. Die Informationen sind jedoch keine medizinischen Empfehlungen und ersetzen nicht den Rat und die Hilfe eines Arztes. Bei ungeklärten oder ernsthaften körperlichen oder seelischen Problemen sollte unbedingt ein Arzt, Heilpraktiker oder Psychotherapeut konsultiert werden, bevor die Anwendungen beginnen. Die Autoren und der Verlag übernehmen keinerlei Haftung für eine etwaige Beeinträchtigung der Gesundheit, die sich aus dem Gebrauch oder Missbrauch der in diesem Werk dargestellten Methoden ergeben könnte.

Die Deutsche Nationalbibliothek verzeichnet diese Publikation in der Deutschen Nationalbibliografie; detaillierte bibliografische Daten sind im Internet unter www.dnb.de abrufbar.

Dritte Auflage

www.shendo-verlag-institut.de

Kontakt: ShenDo Verlag
D-23948 Stellshagen, Dorfstraße 24 A
info@shendo-verlag-institut.de

Bildquellen
Umschlag: Alban Egger – © fotolia.com
Coverinnenseite: Alexsandr Prokopenko – © fotolia.com
Doppelseite 6/7: Zacarias da Mata © fotolia.com; Benica – © fotolia.com; Vandenko Dmitriy – © fotolia.com; Simfan – © fotolia.com; Den-Belitsky – © fotolia.com; shock – © fotolia.com; Jan Will – © fotolia.com; # 353115272 – © bigstockphoto.com; # 238748500 – © bigstockphoto.com; BilderBox – © fotolia.com; Elisape – © fotolia.com; LeChatMachine – © fotolia.com
Seite 50: # 1793054444 – © bigstockphoto.com
Seite 55: # 6309454 – pixabay.com; # 451573375 – © bigstockphoto.com
Seite 56: # 209037853 – © bigstockphoto.com
Seite 57: # 5909287 – pixabay.com
Doppelseite 58/59: © Johannes Cawelius
Doppelseite 74/75: Grzegorz Kwolek; Psynovec; Gerhard Wanzenböck – alle © fotolia.com
Alle anderen Fotos und Darstellungen © shendo-verlag.de

Lektorat: Dhirendra M. Thomae
Layout und Satz: Carola Klinke
Bildcollagen: Nirgun W. Loh

Printed in Germany
ISBN 978-3-943986-33-4

Inhalt

Die Nieren und das Wasserelement

Niere und Blase werden in der Traditionellen Chinesischen Medizin (TCM) dem Wasserelement zugeordnet. Das Wasser, das große Yin, erfahren wir am deutlichsten im Winter, in der Kälte und bei Dunkelheit.

Die Energie des Winters

Der Winter ist eine unwirtliche Zeit. Die Landschaft wirkt wie tot, die Farben sind verschwunden. Schnee und Eis bringen das übliche Geschehen auf den Straßen zum Erliegen. In der Natur sucht alles nach Schutz, die Energie zieht sich zurück und geht nach innen. Im Gegensatz zum Sommer, der Zeit des Überflusses, ist es im Winter wichtig, mit unseren Vorräten hauszuhalten. In dieser Jahreszeit steht uns nur wenig Energie zur Verfügung: Es gibt keine Wärme und nur wenige Stunden Licht. Das sind widrige Bedingungen, die uns daran erinnern, die Kräfte zu schonen. Jetzt geht es ums Erhalten und Bewahren, nicht ums Ausgeben. Wir sollten unsere Aktivitäten einschränken, es uns auf dem Sofa bequem machen und viel schlafen.

Auch wenn wir heutzutage in zentralbeheizten, gut isolierten Häusern leben und in den Supermärkten das ganze Jahr über Zugang zu einer Vielfalt an Lebensmitteln haben, stellt uns der Winter immer noch vor die Frage, wie wir diese Wochen und Monate gut durchstehen können. Wer ohne ausreichenden Schutz der Kälte ausgeliefert ist und nicht genügend Vorräte oder Geld zur Verfügung hat, muss um sein Leben bangen. Das kann uns große Angst machen, und wir brauchen einen starken Willen, um uns all dem zu stellen. Für viele Menschen ist der Winter eine enorme Herausforderung.

Die reale Bedrohung durch die Kälte lässt uns wenig Interesse zeigen an oberflächlichem Geplänkel und erzeugt in uns den Wunsch, uns mit existenziellen Fragen auseinanderzusetzen: Wer bin ich? Warum bin ich hier? Was bedeutet der Tod? Was ist unsterblich? Mit der Kraft der Nieren suchen und finden wir Antworten auf diese wesentlichen Fragen des Lebens.

Die Organe des Wasserelements

Die Organe sind aus Sicht der Chinesischen Medizin nicht nur funktionelle Körperteile, die bestimmte Aufgaben erfüllen, sondern sie leisten einen Beitrag zur Gesamtpersönlichkeit des Menschen. Sie beherbergen die verschiedenen geistig-seelischen Kräfte, die sich in unserem Verhalten, Denken und Fühlen widerspiegeln.

Schon vor tausenden von Jahren entdeckte man in China den direkten Zusammenhang zwischen dem Gefühlsleben eines Menschen und seinem körperlichen Empfinden. Wenn wir also von Niere und Blase sprechen, ist damit immer der gesamte Funktionskreis gemeint, beziehungsweise das Lebensprinzip, das durch diese Organenergien verkörpert wird. Der Energiezustand der Organe hat eine unmittelbare Auswirkung auf den Gefühlszustand des Menschen und umgekehrt reagieren unsere Organe auf unsere Gefühle und Emotionen.

Den Organen sind die Meridiane zugeordnet, die den ganzen Körper mit Lebensenergie versorgen. Über diese Energiebahnen werden alle körperlichen, emotionalen, geistigen und spirituellen Funktionen gesteuert. Eine Massage oder eine anderweitige Behandlung der Meridiane und Akupressurpunkte wirkt sich daher auf den ganzen Funktionskreis aus.

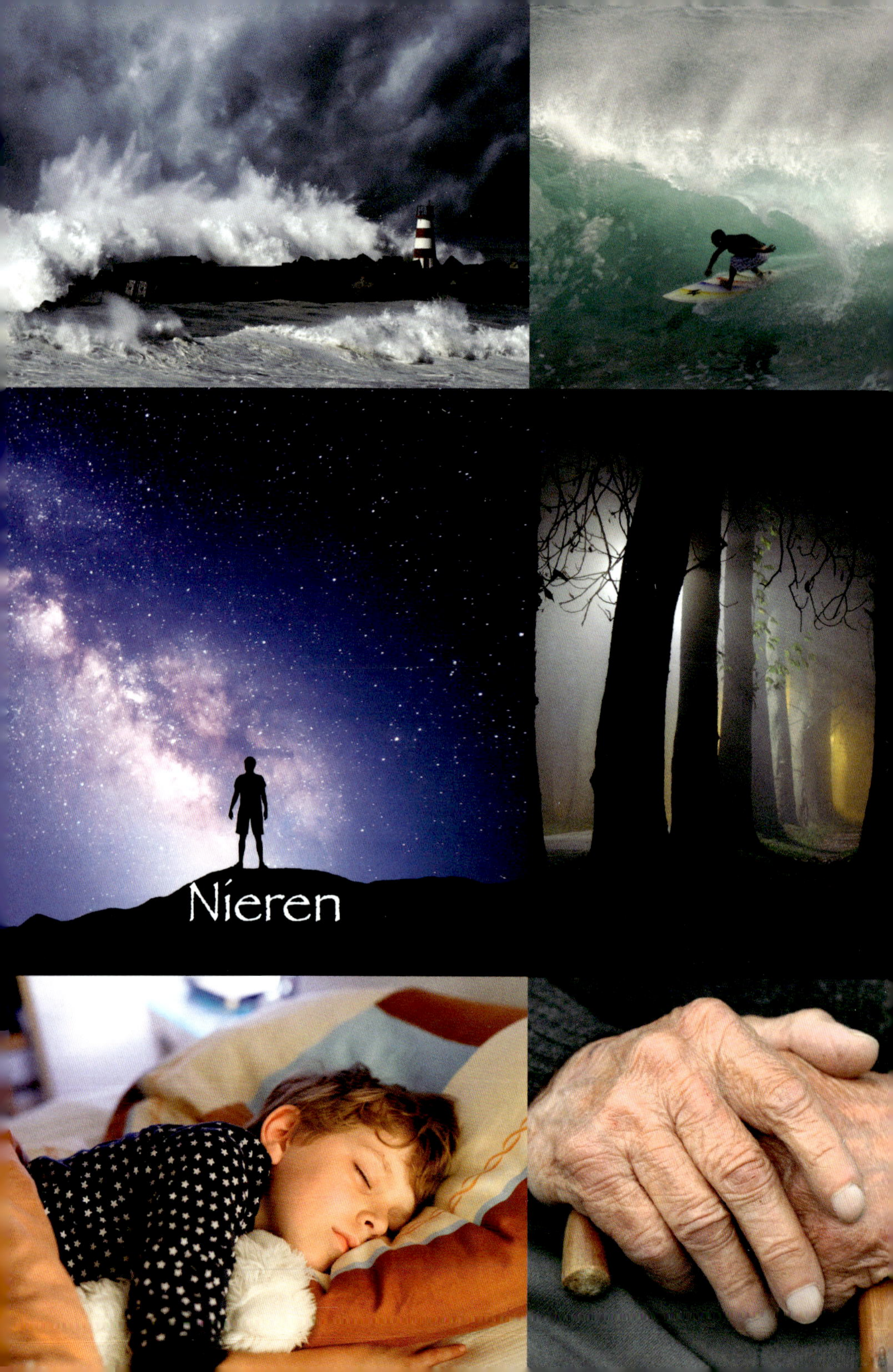

Nieren

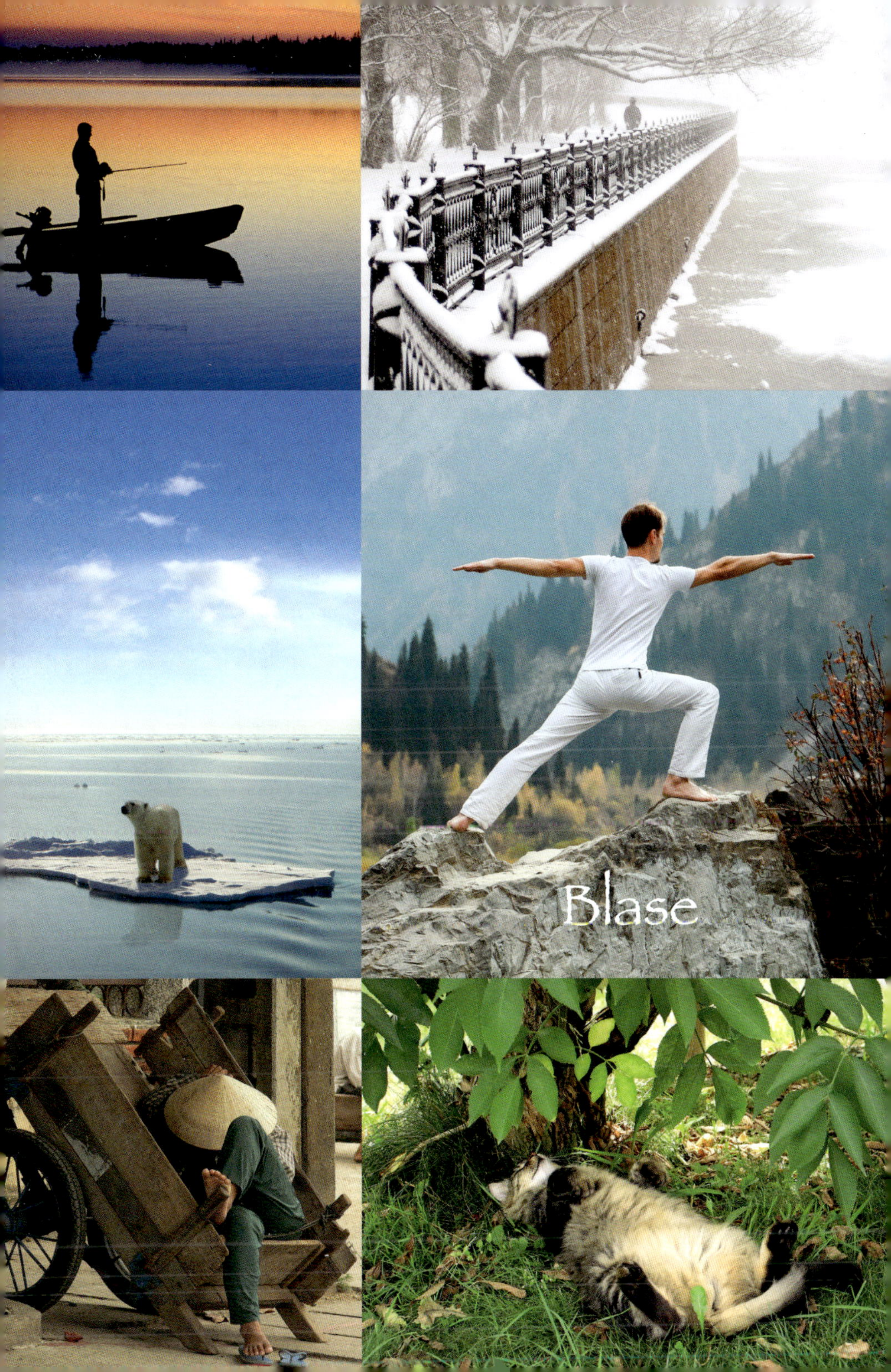
Blase

Die Nieren – Vertrauen und Entschlossenheit

Die Nieren sind die Basis für das physische Leben und beeinflussen alle Lebensprozesse, von der Geburt bis zum Tod. Sie verleihen dem Körper Kraft und dem Geist Entschlossenheit und Durchhaltevermögen. Für alle anderen Organe bilden die Nieren das Fundament.

Die Nieren und die Essenz

Die Nieren gelten als die Hüter unserer Essenz oder Ursprungsenergie. Mit dieser Grundausstattung an Lebenskraft wird ein Mensch geboren, es ist der energetische Schatz, der ihm in die Wiege gelegt wird. Je nach ihren Möglichkeiten füllen Eltern die Schatztruhe ihrer Kinder. Quantität und Qualität dieses Erbes wird durch das Alter und den Gesundheitszustand der Eltern zum Zeitpunkt der Zeugung bestimmt. »Reiche« Eltern, die jung, gesund und voller Energie sind, also selbst über viel Essenz verfügen, vererben große Schätze. Man kann die Essenz als genetische Prägung ansehen, die die Konstitution, die unverwechselbare Identität und das Potenzial eines Menschen bestimmt. Nun geht es darum, das Beste aus dem Erbgut zu machen.

Mit einer starken Ursprungsenergie entwickeln wir eine gute körperliche Konstitution, eine große geistige Stärke sowie eine gesunde Abwehrkraft, mit der wir auch schwierige Situationen und schwere Krankheiten bewältigen können. Auch wenn wir mal überarbeitet und erschöpft sind, regenerieren wir in Ruhephasen und finden einen erholsamen Schlaf. Uns stehen große körperliche Reserven zur Verfügung, was sich nicht nur in einer allgemeinen Vitalität zeigt, sondern ebenso in sexueller Kraft und Zeugungsfähigkeit. Wir sind auch im Alter noch fit und vital, haben gesunde Zähne und Knochen, gute Nerven, kraftvolle Haare und wirken jünger als wir sind. Waren unsere Eltern zum Zeitpunkt unserer Zeugung jedoch schon älter, schwach oder auch krank, konnten sie uns nicht so große energetische Reichtümer zur Verfügung stellen. Unsere Konstitution wird dann eher zart sein und unsere Widerstandskraft geringer.

Auf der Reise durchs Leben geben wir unser Vermögen nach und nach aus, die Kraft der Nieren nimmt durch das Älterwerden auf natürliche Weise ab. Wenn die Essenz verbraucht ist, ist für uns der Zeitpunkt gekommen, den Körper zu verlassen und zu sterben. Daher geht es in der TCM und auch in der chinesischen Bewegungs- und Meditationsform Qigong ganz wesentlich darum, mit dieser Energie sparsam umzugehen, sie zu schützen, zu bewahren und zu kultivieren.

Die Menge der Ursprungsenergie, mit der wir geboren werden, sagt jedoch noch nichts darüber aus, ob wir gesund oder krank sind, oder ob wir lange leben oder früh sterben werden. Wichtig ist der Umgang mit unseren genetischen Anlagen. Unsere essenzielle Kraft hängt davon ab, wie wir leben, wie viel Stress wir erfahren, was wir essen, wieviel und wie gut wir schlafen und ob wir glücklich sind. Durch unsere Lebensweise haben wir Einfluss darauf, wie schnell wir unsere wertvollen Ressourcen verbrauchen, was sich wiederum auf die Lebensspanne und die Qualität unserer körperlichen Existenz auswirkt. Wir können unsere Schätze bewahren oder missachten und verschwenden. Ist das Vermächtnis der Eltern eher gering, ist es wichtig, dass wir frühzeitig lernen damit hauszuhalten. Das geschieht durch einen ausgeglichenen Lebenswandel und eine positive Haltung dem Leben gegenüber.

Wir können uns auch etwas »dazuverdienen«: Die Ursprungs-

oder »vorgeburtliche« Energie wird durch die »nachgeburtliche« Energie ergänzt. Wir gewinnen sie durch Ernährung und Atmung: durch Essen, das uns nährt und Kraft gibt, und durch Aufenthalte und Bewegung an frischer Luft. Je mehr nachgeburtliche Energie wir produzieren, desto weniger müssen wir uns an unserem Erbe bedienen. Auf diese Weise können wir unseren Energielevel und unsere Lebensqualität positiv beeinflussen und den Prozess des Alterns hinauszögern.

Gehen wir jedoch über einen langen Zeitraum verschwenderisch mit unserer Essenz um, verrinnt der Sand unserer Lebensuhr schneller. Wir verschleudern unser konstitutionelles Vermächtnis durch emotionalen und körperlichen Stress. Auch durch eine exzessive Lebensweise mit einem Übermaß an »Vergnügungen«, wie heftige Besäufnisse, aufputschende Drogen oder schnellen Sex, vergeuden wir unbekümmert unsere Ursprungsenergie. Manchmal ist uns gar nicht bewusst, dass wir damit unsere Lebenskerze an beiden Enden anzünden. Wir merken es erst, wenn unser Körper sich meldet und vehement Ruhepausen einfordert.

Zeichen einer Abnahme der Essenz sind ein Mangel an Vitalität, lange Erholungszeiten, selbst nach kleinen Krankheiten, eine schwache sexuelle Energie, Impotenz, Unfruchtbarkeit und frühzeitiges Altern.

Stresstoleranz und Resilienz

Eine starke Essenz ermöglicht die Anpassung an die ständigen Veränderungen des Lebens. Sie schenkt uns eine innere Kraft, mit der wir unser Leben meistern und auf die wir in dunklen und schwierigen Zeiten zurückgreifen können. Uns stehen genügend Ressourcen zur Verfügung, um Herausforderungen zu bewältigen. Nichts kann uns erschüttern, wir sind belastbar und widerstandsfähig und bewahren auch in Stresssituationen die Ruhe. Unser Gemüt gleicht dem eines Bombenentschärfers, der selbst angesichts größter Gefahr einen kühlen Kopf behält und deshalb genau das Richtige tut.

Niere und Blase geben uns die Fähigkeit, auf Informationen und Reize zu antworten, sodass wir nicht von ihnen überrollt werden. Mit einer guten Resilienz wissen wir, wann es erforderlich ist, aktiv zu werden und wann wir die Dinge auf uns zukommen und geschehen lassen können. Dadurch sind wir in der Lage, angemessen und flexibel auf Anforderungen zu antworten. Nach einer Anstrengung finden wir zurück in die Entspannung und können uns regenerieren. Das schenkt uns eine große Gelassenheit.

Burnout – Alles ist zu viel

Ein Burnout zeugt von einer großen Erschöpfung der Nierenenergie. Dieser Zustand ist weitverbreitet: Immer mehr Menschen haben das Gefühl, den täglichen Anforderungen nicht gewachsen zu sein. Sie fühlen sich selbst von Kleinigkeiten überfordert und verlieren schon bei geringen Belastungen ihre Souveränität. Im Zustand des Burnouts ist alles zu viel – wie der letzte Tropfen, der das Fass zum Überlaufen bringt. Nichts kann mehr abgefedert werden, die Nerven liegen blank. Die Reserven sind aufgebraucht, da ist nichts, worauf zurückgegriffen werden kann. Unfähig, mit neuen oder ungewohnten Umständen fertig zu werden, reagiert ein Mensch in diesem Zustand sehr sensibel und nimmt alles persönlich. Bei kleinsten Stressfaktoren, wie plötzlichen, unerwarteten Geräuschen, ist er nervös, genervt und reagiert emotional. Er empfindet alles als eine Last, jede Veränderung als bedrohlich. Selbst Freundschaften aufrechtzuerhalten, wird für ihn anstrengend. Dadurch geht er immer mehr in den Rückzug und mitunter isoliert er sich völlig. Er ist äußerst angespannt und gleichzeitig müde und ausgelaugt. Im Schlaf findet er keine Erholung.

Diese Schwäche der Nierenkraft geht mit dem Gefühl einher, dem Leben nicht gewachsen zu sein. Wir haben Angst, von allem überwältigt zu werden und fühlen uns unzulänglich und verletzlich. Dabei können sich folgende Symptome zeigen: Benommenheit, Schwindel, Schwierigkeiten sich zu konzentrieren, Mangel an Appetit, auch auf das Leben, und Schlafstörungen, bei denen wir zu überdreht sind, um ein- oder durchzuschlafen.

Das geschieht, wenn die Erwartungen an uns selbst zu hoch sind, wenn wir uns trotz Erschöpfung hart antreiben, und auch wenn uns unsere Arbeit nicht erfüllt und wir Widerstand dagegen aufbauen. Obwohl wir keine Kraft mehr haben, können wir nicht Nein sagen. Oft sind wir so an einen hohen Stresslevel gewöhnt, dass wir ihn gar nicht mehr erkennen. Wir hetzen durchs Leben und sind selbst in Pausen angespannt. Das Nichts-Tun in einem Verkehrsstau oder einer Warteschlange können wir kaum ertragen. Wir sind in dem Glauben, so Vieles tun und erledigen zu müssen und haben ständig unsere Termine vor Augen. Doch viele davon verlieren ihre Bedeutung, wenn wir schließlich »ausgebrannt« sind und gar nichts mehr geht.

Was die Nieren und die Essenz schwächt

- *Emotionen*: Vor allem Angst und Stress verbrauchen die Essenz. Stress entsteht nicht unbedingt durch eine große Arbeitslast. Die Ursachen liegen meist in den hohen Erwartungen an uns selbst und einer latenten Unsicherheit und Ängstlichkeit.
- seelische Erschütterungen, existenzielle Sorgen oder auch unglückliche Beziehungen mit häufigem Streit kosten uns viel Kraft.

- *Mangelernährung und schlechte Luft:* Mit denaturierten Nahrungsmitteln bauen wir keine »nachgeburtliche Energie« auf und müssen an unsere Reserven gehen. Das gilt auch für mangelnde Frischluftzufuhr, wenn wir uns zu viel in geschlossenen Räumen aufhalten und zu wenig in der Natur frei durchatmen.
- *Schlafmangel:* Eine erholsame Nachtruhe ist essenziell für unsere Gesundheit. Bekommen wir über längere Zeit nicht genügend Schlaf, kann unser Körper nicht ausreichend regenerieren. Der natürliche Schlaf-Wach-Rhythmus wird besonders durch die wechselnden Arbeitszeiten im Schichtdienst gestört.
- *Anhaltender Lärm:* Eine dauerhafte Geräuschkulisse lässt uns keine Ruhe finden.
- Schwerwiegende chronische Krankheiten, schwere Operationen, Chemotherapie und Bestrahlung
- *Schwangerschaft und Geburt:* Frauen geben in der Schwangerschaft einen Teil ihrer Essenz an ihr Kind ab. Daher ist es wichtig, dass sie in einer guten körperlichen und seelischen Verfassung sind, wenn sie ein Kind erwarten. Mehrere Geburten hintereinander, bevor die Frau wieder zu Kräften gekommen ist, führen zu einer Erschöpfung der Essenz.
- *Samenerguss:* Männer verlieren ihre Essenz durch ausschweifende Sexualität mit zu häufigem Samenerguss. Das gilt nicht für die tantrische Sexualität, bei der die Kraft nicht verloren geht, sondern erhalten bleibt und sogar vermehrt wird.
- *Aufputschende Mittel:* Stimulierende Drogen wie Kokain oder Ecstasy verbrauchen die Nierenkraft.

Was die Nieren stärkt und die Essenz bewahrt

- *Prioritäten setzen:* Was ist dir wirklich wichtig? Die Antwort auf diese Frage wirst du nicht auf deinen To-do-Listen finden, denn hier stehen die »dringenden«, nicht aber die wesentlichen Dinge! Überprüfe dein Leben und schaue, wo du deine Energie mit Tätigkeiten und Geschäften verplemperst, die dich von dir selbst entfernen. Wie kannst du stattdessen bewusst für das Raum schaffen, was dir wahrhaft am Herzen liegt?
- *Momente des Innehaltens:* Lege in deinem Alltag immer wieder Pausen ein, nimm dir Zeit, um zur Ruhe und zur Besinnung zu kommen, auch wenn es nur wenige Minuten sind.
- *Nach innen wenden:* Die vielen Impulse und Eindrücke der Außenwelt kosten eine Menge Kraft. Anstatt dich von den unzähligen äußeren Reizen ablenken zu lassen, richte deine Aufmerksamkeit nach innen. Sei eine Weile mit dir allein und entdecke den Reichtum der inneren Welt. Meditation und Achtsamkeitsübungen beruhigen den Geist, besänftigen die Emotionen und lassen dich inneren Frieden finden.
- *Körperübungen:* Eine regelmäßige Übungspraxis, die zu dir passt und dein Alter und deine körperliche Konstitution berücksichtigt, belebt den ganzen Körper und verbessert deinen Allgemeinzustand.
- *Balance von Bewegung und Ruhe:* Achte auf ein ausgewogenes Gleichgewicht von erfüllenden Aktivitäten, wohltuender Entspannung und erholsamem Schlaf.
- *Regelmäßigkeit:* Ein wiederkehrender Tagesablauf mit regelmäßigen nährenden Mahlzeiten und ausreichen-

der Nachtruhe lässt uns zu einem natürlichen Lebensrhythmus zurückfinden.

- *Kraftquellen finden:* Finde heraus, wie und wo du deine Batterien wieder aufladen kannst: Welche Kraftquellen und Ressourcen stehen dir zur Verfügung? Wohin kannst du dich in Stille zurückziehen? Wo in der Natur kannst du am besten auftanken und dich erholen?

Die Nieren und die Willenskraft

Die Nieren beherbergen unsere Willenskraft. Es ist die Kraft, die einen Menschen motiviert zu handeln und etwas zu erschaffen. Mit einer gesunden Nierenenergie verspüren wir einen starken Willen und eine natürliche Antriebskraft, durch die wir auch große Herausforderungen meistern. Wir können uns verbindlich auf etwas einlassen und gehen mutig und unbeirrbar unseren Weg. Wenn es mal schwierig wird, entwickeln wir Ausdauer und Beharrlichkeit, sodass wir uns trotz Widrigkeiten vorwärtsbewegen können.

Diese Eigenschaften helfen uns, schwierige Zeiten durchzustehen, seien es nun finanzielle Krisen, Schicksalsschläge, schwere Krankheiten oder Schockerlebnisse. Immer dann, wenn es um Leben und Tod geht, brauchen wir die Stärke des Wasserelements: eine zielgerichtete Entschlossenheit, die mit einer inneren Kraft verbunden ist und durch die wir nicht so leicht aufgeben.

Diese Entschlossenheit zeigt sich besonders, wenn die angestrebten Ziele mit unserem Inneren übereinstimmen und es darum geht, unser wahres Selbst zu entfalten. Sie entsteht aus einem Urvertrauen, mit dem wir uns als Teil eines größeren Ganzen, als Teil des Tao* sehen. Je mehr wir damit in Verbindung stehen, und

---

* Das allem zugrunde liegende universelle Prinzip des Werdens und Vergehens.

dadurch mit unserem Wesenskern, desto entschiedener können wir unseren Lebensweg gehen. Wir vertrauen darauf, dass wir alles, was geschieht, für unser Wachstum nutzen können. Wir lassen uns selbst von großen Hindernissen nicht ablenken und folgen vertrauensvoll dem natürlichen Strom des Lebens. Von einem inneren roten Faden gelenkt, spüren wir deutlich, dass es richtig ist, was wir tun, und dass es mit dem großen Ganzen übereinstimmt.

Im Angesicht von Krankheit und Tod bedeutet das, entschlossen zu handeln, wenn es etwas zu tun gibt, und das Unvermeidliche anzunehmen und sich ihm zu stellen, wenn der Zeitpunkt gekommen ist. Es gibt eine Zeit zu leben und eine Zeit zu sterben. Tod bedeutet nicht, dass es keine Heilung gibt. Entschlossenheit bedeutet nicht, um jeden Preis gegen Krankheit und Tod anzukämpfen, denn sie gehören zum Leben dazu. Wenn wir uns dem Fluss des Lebens anvertrauen, auch mit einer schweren Krankheit unseren Frieden finden und den Tod offenherzig und mutig willkommen heißen, finden wir selbst dann Heilung, wenn unsere Lebensreise zu Ende geht. In dem Moment verliert der Tod seinen Schrecken und wir erkennen die Bedeutung der Worte: »Dein Wille geschehe.«

Machtlosigkeit und Schwäche

Ist unsere Nierenenergie jedoch geschwächt, haben wir große Schwierigkeiten, ein Ziel konsequent zu verfolgen und unser Potenzial zu verwirklichen. Es fehlt uns an Durchhaltevermögen: Wir geben schnell auf, verschieben Dinge, die eigentlich anstehen, auf später und es fällt uns schwer, eine Sache zu Ende zu bringen. Anstatt dem Leben mutig entgegenzutreten und uns seinen Herausforderungen zu stellen, lassen wir uns nur unverbindlich auf etwas ein oder machen immer wieder im letzten

Moment einen Rückzieher. Wir haben das Gefühl, dass uns das Leben regelrecht überrollt.

Durch den Mangel an Willenskraft fehlt es uns an persönlichem Antrieb und an Motivation und schon allein der Gedanke, etwas erledigen zu müssen, ist für uns ermüdend. Wir verspüren weder die Kraft noch den Impuls an einer Sache dranzubleiben. Dadurch werden selbst kleine Aufgaben zu unüberwindlichen Hindernissen und wir können den Alltag kaum bewältigen. In diesem Zustand von Machtlosigkeit und Schwäche haben wir dem Willen anderer nichts entgegenzusetzen. Wir können von ihnen hin und her gestoßen werden oder eignen uns fremde Meinungen und Ziele an, die nichts mit uns zu tun haben und uns von unserem eigenen Weg abbringen. Wir fühlen uns ängstlich, unzulänglich oder gar resigniert und sind weder bereit noch in der Lage, mit den täglichen Anforderungen des Lebens fertigzuwerden.

Ehrgeizige Ambitionen

Doch auch das Gegenteil kann der Fall sein, wenn wir unseren Willen gezielt dazu einsetzen, um etwas unbedingt zu erreichen, das egoistischen Zielen entspringt. Wir vergeuden unsere Nierenkraft, wenn unseren Ambitionen der tiefere Sinn fehlt und unsere Vorhaben nichts mit unserem Inneren zu tun haben. Das ist so, als würden wir gegen den Fluss des Lebens ankämpfen. Indem wir mit aller Kraft gegen den Strom rudern und etwas ehrgeizig »durchziehen«, powern wir uns aus und betreiben Raubbau an unseren Ressourcen. Das kann schließlich zu einem Burnout führen. Mit diesem falschen Ehrgeiz fehlt uns das Vertrauen, dass das Leben uns an die Hand nimmt und wir uns von ihm führen lassen können.

Allgemeines zur inneren Erforschung

Zu jedem Kapitel gibt es eine Erforschung mit verschiedenen Fragen. Nimm dir Zeit für deine Antworten, um dieses Thema von allen Seiten zu beleuchten. Es wird dir Klarheit darüber geben, wie es um dein Wasserelement bestellt ist und wo du es möglicherweise unterstützten kannst. Erinnere dich dabei immer wieder daran, freundlich zu dir zu sein. Es kann hilfreich sein, deine Antworten für dich aufzuschreiben, um dann später noch einmal darüber zu reflektieren.

Diese Entdeckungsreise zu dir selbst ist auch zu zweit möglich. Vereinbart dazu eine Zeitspanne – jede/r fünf oder zehn Minuten, um sich mitzuteilen. Dann setzt euch gegenüber und schließt zunächst die Augen. Während du sprichst, lass dich von dem überraschen, was du sagst. Vielleicht gibt es einen Moment, in dem dir nichts mehr einfällt. Dann schließe die Augen und sei eine Weile mit dir selbst.

Als Zuhörer*in lausche einfach nur, ohne zu kommentieren oder zu bewerten. Stelle dir vor, riesige Elefantenohren zu bekommen, die mit deinem Herzen verbunden sind. Diese stille Präsenz vertieft die Erforschung.

ERFORSCHUNG

Willenskraft

- Fällt es dir leicht für das einzustehen, was du wirklich willst?
- Geht es dir meistens darum, deinen Willen durchzusetzen oder fühlst du dich eher willensschwach und machtlos?
- Hattest du schon einmal das Gefühl, dass es genau richtig ist, etwas Bestimmtes zu tun und dass deine Ziele in deine Bestimmung passen?

Sicherheit, Vertrauen und Selbstvertrauen

Die Kindheit hat einen großen Einfluss auf den Zustand der Nierenenergie. Das Fundament dafür bildet zum einen die Sicherheit, die ein Kind in seinen ersten Lebensjahren erfährt: das warme Nest, das ihm Schutz gibt, bis es selbst die Flügel ausbreiten möchte. Zum anderen ist das Vertrauen wichtig, das ihm seine Bezugspersonen entgegenbringen. Zeigen Eltern Vertrauen in die Stärke ihres Kindes, wird sie auch in ihm heranwachsen. Das geschieht, indem sie es in seinem Tun bestätigen und es ermutigen, sich auszuprobieren, die eigenen Fähigkeiten auszuloten und sich angemessenen Herausforderungen zu stellen. Erhält ein Kind Aufmerksamkeit und Unterstützung, auch wenn es mal etwas riskiert (in einem für die Eltern erträglichen Rahmen!), dann lernt es, Schwierigkeiten zu meistern, und entwickelt dadurch Selbstvertrauen.

Ein gesundes Selbstvertrauen lässt uns auf eigenen Beinen stehen und unerschrocken unseren Weg gehen. Es bedeutet, uns selbst zu kennen und anzunehmen. Wir müssen nichts beweisen, uns nicht verstellen oder jemandem etwas vorgaukeln, sondern sind immer wahrhaftig. Wir stehen zu uns selbst und folgen dem für uns bestimmten Weg. Der entspricht vielleicht nicht den gesellschaftlichen Normen und Konventionen, auch nicht dem aktuellen Trend und ist gewiss nicht von anderen vorgetrampelt. Doch wir haben dabei die Gewissheit, am richtigen Ort zu sein und das Richtige zu tun. Dieses Vertrauen in das Leben und in uns selbst ist mit einer bejahenden Haltung dem Dasein gegenüber verbunden. Wir erkennen, dass alles, was geschieht, einen Sinn hat, und sind einverstanden mit dem »himmlischen Plan«.

Unsicherheit, Zweifel, Selbstzweifel

Doch Eltern können nur das an ihre Kinder weitergeben, was sie selbst in ausreichendem Maße besitzen. Sind die Eltern sehr ängstlich, wird es ihnen trotz aller Liebe schwerfallen, ihren Kindern eine vertrauensvolle Basis zu schaffen und ein Umfeld, das ihnen den Rücken stärkt. Stattdessen geben sie ihre eigene Unsicherheit an ihre Kinder weiter. Aus Angst verbieten sie ihnen Dinge, die ihnen gefährlich erscheinen, wie Fahrradfahren oder Klettern. Hört ein Kind immer wieder: »Pass auf! Sei vorsichtig! Tue es nicht, du kannst es nicht!« glaubt es das schon bald selber. Sein Vertrauen bekommt durch diese »eingeimpften« negativen Botschaften einen Dämpfer. Es beginnt an seinen Fähigkeiten zu zweifeln und entwickelt kein Selbstvertrauen.

Auch durch emotionale Traumata, wie den Verlust eines Elternteils oder die Erfahrung von Vernachlässigung und Missbrauch wird das Vertrauen des Kindes erschüttert. Immer wenn die Sicherheit seines Zuhauses infrage gestellt ist, entwickelt es Zweifel, Selbstzweifel und Ängstlichkeit. Es wird übervorsichtig und ist stets auf der Hut, denn es könnten ja irgendwo Gefahren lauern. Das hält sein Leben in engen Grenzen und führt zu einer allgemeinen Verunsicherung und Anspannung.

Doch nicht nur in der Kindheit, sondern in jeder Lebensphase kann unser Urvertrauen durch Verletzungen oder Betrug Risse bekommen. Ein Mangel an Vertrauen belastet unsere Beziehungen. Oft meinen wir, einem Menschen nur dann vertrauen zu können, wenn er sich auf eine bestimmte Weise verhält und alles so bleibt wie es ist. Doch Leben bedeutet Veränderung. Das Einzige, worauf wir wirklich vertrauen können, ist, dass all diese Veränderungen Teil unserer Entwicklung sind. Wenn wir einen Weg finden, sie für unser Wachstum zu nutzen, entwickeln wir Selbstvertrauen, das uns befähigt, mit allem umzugehen, was auf uns zukommt.

Vertrauen

- Wann vertraust du? Kennst du Urvertrauen, das Vertrauen, dass die Existenz dich unterstützt?
- In welchen Situationen verlierst du dein Vertrauen und wirst misstrauisch?
- Wie ist es mit dem Vertrauen in dich selbst? Spürst du eine Zuversicht, dein Leben meistern zu können?

Angst

Angst ist wie alle anderen Emotionen ein natürlicher Bestandteil der menschlichen Gefühlswelt. Es ist eine instinktive Reaktion auf eine drohende Gefahr, die Menschen und auch Tiere dazu bringt, zu kämpfen oder zu fliehen, um das Überleben zu sichern. Um diese Notfallreaktion zu ermöglichen, wird von den Nebennieren das Stresshormon Adrenalin freigesetzt und der sympathische Teil des vegetativen Nervensystems (siehe Seite 32) mobilisiert. Dadurch werden Herzschlag und Atmung angeregt, das Blut durchströmt verstärkt die Muskeln, und die Leber produziert Glukose, um den Blutzuckerspiegel zu heben. Im Körper herrscht Warnstufe Rot, und der Geist befindet sich in einem Zustand von wacher Alarmbereitschaft. Unsere psychischen Antennen sind ausgefahren und sorgen für eine erhöhte Wachsamkeit, die uns dazu befähigt, Bedrohungen zu erkennen, zu bewerten und realistisch einzuschätzen. Dann geht unser Verstand blitzschnell verschiedene Lösungen durch und wir entscheiden uns, was es zu tun gibt.

Mit einer starken Nierenenergie bewahren wir in Gefahrensituationen einen kühlen Kopf. Sie lässt uns rasch und besonnen reagieren, sodass wir brenzligen Momenten entweder entschlossen begegnen, um das eigene Leben oder das anderer zu schützen, oder einen Schritt zurückgehen, um keine unnötigen Risiken einzugehen. Dafür stellen die Nieren große Mengen an Energie zur Verfügung. Wenn die reale Bedrohung vorüber ist oder abgewehrt wurde, beruhigen wir uns wieder und ein Gefühl von Sicherheit kann sich in uns ausbreiten. Das ist eine gesunde Reaktion auf eine überstandene Bedrohung. Die Erfahrung, uns unserer Angst mutig gestellt und sie überwunden zu haben, lässt uns unsere innere Kraft spüren und stärkt das Vertrauen in uns selbst. Durch die Entschlossenheit, mit der wir der Angst entgegentreten, können wir in bedrohlichen Situationen über uns hinauswachsen.

Die Macht der Angst

Angst kann jedoch zu einem mächtigen Gefühl heranwachsen, das uns völlig in Bann hält und »durch Mark und Bein« geht. Die große Menge an Notfallenergie, die dabei freigesetzt wird, entleert die Energiereserven. Der ganze Körper, insbesondere das Wasser- und das Feuerelement, wird dadurch aus dem Gleichgewicht gebracht. In den Körperzonen des Wassers kann es zu folgenden Symptomen kommen: Die Beine verlieren ihre Festigkeit, die Knie werden weich und schlottern, und die Füße sind eiskalt. Die innere Kraft wird aufgeweicht und der ganze Körper in einen zittrigen Zustand versetzt. Wir verspüren einen starken Harndrang und vielleicht entleert sich sogar ungewollt die Blase. Das geht mit einem allgemeinen Kältegefühl einher und wir bekommen eine Gänsehaut. Die Kälte steigt auf, von den Füßen über die Beine hinauf zum Po und Rücken, wo uns die Angst vielleicht »eiskalt herunterläuft«. Für ausreichende Wärme zu sorgen ist daher der erste Schritt, wenn wir uns ängstlich und unsicher zusammenziehen: Von außen mit einer wohlig-warmen Decke, von innen durch eine heiße Brühe oder Suppe.

Während der untere Teil des Körpers energetisch unterversorgt wird, steigt die Hitze des Feuers nach oben. Die TCM sagt dazu: »Das Feuer (Herz) wird nicht mehr vom Wasser (Niere) kontrolliert«, was sich in einem beschleunigten Puls bis hin zum Herzrasen zeigt. Der Verstand kann die Realität nicht mehr richtig einschätzen und findet keine konstruktiven Lösungsvorschläge mehr. Überschwemmt von diesem mächtigen Gefühl, sind wir unzugänglich für vernünftige Argumente: Bei einer Spinnenphobie etwa reicht die Erklärung nicht aus, dass uns die kleine Spinne keinen Schaden zufügen kann! Wir verhalten uns völlig irrational, können nicht mehr klar denken und sind nicht fähig, uns verständlich auszudrücken. In einer Prüfung haben wir in diesem Zustand plötzlich alles vergessen, unser Kopf fühlt sich trotz einer Gedankenflut leer an. Ein entschlossenes Handeln ist nun fast unmöglich. Mitunter sind wir vor lauter Angst wie gelähmt oder erstarrt wie ein Reh, das, von einem Autoscheinwerfer geblendet, einfach stehen bleibt. Oder wir geraten in Panik und werden völlig kopflos, sodass wir nur noch blindlings fliehen wollen.

Angst gibt es jedoch nicht nur in dieser mächtigen Form, sondern auch ganz subtil: als allgemeine Beunruhigung und anhaltende Ängstlichkeit, die immer im Hintergrund lauert. Auch in seiner chronischen Form schwächt Angst die Nieren und laugt sie aus. Es ist so, als würde unser Motor ständig auf Hochtouren laufen. Dieser anhaltende Alarmzustand, der eigentlich nur für wirklich bedrohliche Ereignisse gedacht ist, setzt das ganze System unter Druck und führt zu Schwäche und Erschöpfung. Auf der anderen Seite entstehen Ängste leichter, wenn die Essenz bereits geschwächt ist und wir wenig Energiereserven zur Verfügung haben.

Bestehen Angstgefühle über eine lange Zeit, führt das zu einer Daueranspannung im Körper: Die Schultern werden schützend nach oben gezogen, die Augen sind weit geöffnet, der Kopf ist leicht nach hinten geneigt, das Gesäß ist angespannt, als würden wir »den Schwanz einziehen« und alles fühlt sich eng an. Es ist die Körperhaltung eines Tieres, das sich in die Ecke gedrängt fühlt.

Angst beginnt im Kopf

In lebensbedrohlichen Situationen ist es offensichtlich, was unsere Angst auslöst. Doch vielfach wird sie aus unserer Fantasie geboren und ist die Folge der eigenen quälenden Gedanken. Das kann sich in einem allgemeinen Zustand von diffuser Ängstlichkeit zeigen, in bösen Ahnungen oder der Sorge, dass etwas geschehen könnte, mit dem wir nicht umgehen können. Wir verschwenden so viel Kraft mit der Angst vor Gefahren, die nicht real existieren, und vor Situationen, die nie eintreten werden, denn ob eingebildet oder real – Angst verbraucht Energie!

Fiktive Ängste sind die hartnäckigsten, denn sie finden keinen Höhepunkt im wirklichen Leben, und wir können ihnen nicht durch ein entschlossenes Handeln entgegentreten. Die Angst vor dem, was sein könnte, bringt uns dazu, uns immer gleich das Schlimmste vorzustellen. So haben wir beispielsweise bei der Verspätung eines Freundes gleich einen Verkehrsunfall vor Augen! Auch wenn all die erwarteten Katastrophen nie eintreffen und nur in unserem Kopf bestehen, wird das Leben durch diese Gedanken stark beeinträchtigt. In Erwartung eines Unheils haben wir unsere »Antennen« ständig ausgefahren und wittern überall Gefahren. Diese eingebildeten Ängste können so machtvoll sein, dass wir nicht riskieren herauszufinden, ob die Gefahr real ist.

Angstvermeidungsstrategien

Angst ist eine geheime, gut verborgene Emotion, die gerne hinter Rationalisierungen versteckt oder verleugnet wird. Selbst

Menschen, die innerlich vor Schreck wie erstarrt sind, wirken oft nach außen hin beherrscht und ruhig. Trotz der großen Gefühlsintensität versuchen sie, ihre Angstgefühle durch Selbstkontrolle abzustellen, zu unterdrücken und ins Unterbewusstsein abzudrängen. Das beginnt schon in der Kindheit.

Kinder haben häufig unerklärliche Ängste, bei denen sie Fantasie und Realität nicht auseinanderhalten können. Von solchen irrationalen Ängsten geplagt, brauchen sie den beruhigenden Zuspruch eines Erwachsenen, der ihnen Sicherheit vermittelt und dadurch ihre Angst mildert oder nimmt. Doch viele Eltern nehmen die Ängste ihrer Kinder nicht ernst. Sie sagen ihnen, dass sie nicht ängstlich sein sollen oder lachen sie gar als »Angsthasen« aus. Das bringt die Kinder dazu, dieses mächtige Gefühl zu verstecken. Doch Angst kann nicht einfach abgeschaltet werden. Viel wichtiger ist es, den Kindern Wege aufzuzeigen, wie sie mit der Angst umgehen können und Zugang zu ihrer inneren Kraft finden.

Als Erwachsene entwickeln wir verschiedene Strategien, um Angst zu vermeiden. Wir gehen Situationen aus dem Weg, in denen unsere alten Ängste hochkommen könnten. Vielleicht sind wir ängstlich gegenüber dem Unbekannten und weichen neuen Situationen so weit wie möglich aus. Aus Angst, unsere Komfortzone zu verlassen, gehen wir Herausforderungen aus dem Weg. Vielleicht fürchten wir uns vor Zurückweisung und Verletzung und lassen uns daher nicht mehr auf Beziehungen ein. Die Angst, nicht dazuzugehören, lässt uns an andere anpassen und uns selbst verleugnen. Aus Angst vor dem Tod vermeiden wir die Nähe von Sterbenden. All diese Vermeidungsstrategien führen zu einem reduzierten Angstlevel – sie scheinen also zu funktionieren! Doch dadurch wird nicht unsere grundlegende Ängstlichkeit vermindert, sondern nur die akute Angst. Das zeigt sich in einer allgemeinen Anspannung oder auch in Unruhe und

Erregbarkeit. Und für alle Angstvermeidungsstrategien zahlen wir einen hohen Preis, denn wir schränken uns dadurch ein und limitieren unser Leben.

Es geht aber nicht darum, der Angst auszuweichen. Um sie zu überwinden, müssen wir uns ihr stellen. Eine alte taoistische Weisheit beschreibt es treffend: »Angst klopft an die Tür, Vertrauen öffnet, und niemand steht draußen.« Wenn wir uns vor dem Fahrradfahren fürchten, weil wir als Kind einmal hingefallen sind, lohnt es sich, es wieder auszuprobieren, anstatt es zu vermeiden. Es geht darum, neue Möglichkeiten zu finden, wie wir auf beängstigende Situationen antworten und damit die Lage meistern können. Dadurch entwickeln wir Selbstbewusstsein, das unsere Angst kleiner werden lässt.

Eine weitere Angstvermeidungsstrategie ist es, so zu tun, als würde es sie gar nicht geben. Das tun Menschen, die furchtlos erscheinen. Sie suchen Nervenkitzel, leugnen Risiken, und lassen sich auf Unternehmen ein, die mit einem gesunden Menschenverstand betrachtet leichtsinnig, tollkühn und gefährlich sind, wie waghalsiges Motorradfahren, Extrembergsteigen ohne Sicherung oder gewagtes Klippenspringen. Sie genießen den damit verbundenen Adrenalinstoß und leben ständig in einem Zustand von überhöhter Wachsamkeit. Diese permanente Anspannung kostet eine Menge Ursprungsenergie.

Misstrauen, Argwohn und Paranoia

Misstrauen und Ängstlichkeit sind zwei Seiten einer Münze: Wenn wir ängstlich sind, ist unser Hauptaugenmerk auf unsere Schwäche gerichtet, wir fühlen uns nicht in der Lage, die Anforderungen zu bewältigen. Misstrauen projiziert die Angst nach außen und vermischt sie mit dem Gefühl, »dass man anderen nicht trauen kann«. Wenn Misstrauen stark ausgeprägt oder völlig unrealistisch ist und unbegründete Beschuldigungen überhandnehmen, nimmt solch ein Zustand mitunter paranoide Züge an.

Dann suchen wir nach kleinsten Hinweisen, die unseren Argwohn bestätigen, und lesen negative Bedeutungen in Ereignisse oder Worte. Wenn wir beispielsweise Ablehnung erwarten, werden wir sie erleben, denn die Energie folgt unseren Gedanken. Was auch immer andere sagen oder tun – wir können die inneren und äußeren Stimmen nicht mehr unterscheiden und deuten ihr Verhalten als Ablehnung. Mit einem argwöhnischen Blick auf die Welt wird es nicht schwerfallen jemanden zu finden, der unsere negativen Gedanken aufpickt und dann uns gegenüber in eine Abwehrhaltung geht. Unsere Wahrnehmung wird durch Misstrauen verdreht. Wir verknüpfen Dinge, die nichts miteinander zu tun haben, wie das Lachen eines Menschen in dem Moment, in dem wir einen Raum betreten, das wir als Auslachen empfinden.

Die meisten Menschen haben hin und wieder solche »paranoiden« Fantasien. Schwierig wird es, wenn wir davon überzeugt sind, dass diese Gedanken wahr sind. Wir sind dann nicht bereit, andere Perspektiven in Betracht zu ziehen oder auch die eigenen Gefühle zu erforschen. Anstatt die unter dem Misstrauen liegende Angst zu fühlen, halten wir lieber an diesen trügerischen Wahnvorstellungen fest und verleugnen den Blick auf die Realität. Es scheint leichter zu sein, andere zu beschuldigen, als sich seinen Gefühlen zu stellen. Doch chronisches Misstrauen gegenüber anderen fällt auf uns selbst zurück. Es verhindert unser Verständnis untereinander und macht Nähe, Freundschaft und Liebe unmöglich.

ERFORSCHUNG

Angst

- Bist du mit dem Gefühl der Angst sehr vertraut? Welche Situationen ängstigen dich am meisten?
- Wirst du leicht misstrauisch? Witterst du überall Gefahren?
- Wie fühlt sich Angst in deinem Körper an?
- Wann hast du schon einmal eine große Angst überwunden und was hat dir dabei geholfen?

PRAXISTIPP

Das Unvermeidliche annehmen

Unsere tiefste Angst ist die Angst vor dem Tod. Daher sehen wir häufig Krankheiten und auch das Altern als Feind an, den wir fürchten und bekämpfen. Oder wir meiden den Kontakt zu Sterbenden, auch wenn wir dadurch keinen Abschied von uns nahestehenden Menschen nehmen können.

Diese Angst vor dem Alter, vor Krankheit und dem Tod hat damit zu tun, dass wir das Unvermeidliche nicht wahrhaben wollen. Je stärker wir uns dagegen auflehnen, desto größer wird unsere Angst sein. Doch Verlust und Loslassen sind Teil unseres Lebens. Wenn wir das akzeptieren können, wird unsere Angst kleiner werden. Meditation ist der Schlüssel dazu. Durch die innere Einkehr gewinnen wir Abstand zu unseren quälenden Gedanken und können Stille und Präsenz erfahren.

Dich deiner Angst stellen

PRAXISTIPP

Der erste Schritt in einer angstbesetzten Situation ist ein »Realitätscheck«, um sich Klarheit darüber zu verschaffen, was wirklich wahr ist. Dazu stelle dir folgende Fragen:

- Was nimmst du in diesem Moment wahr?
- Bist du tatsächlich in einer realen Gefahr?
- Was ist das Schlimmste, was passieren kann?
- Welche Möglichkeiten hast du, um auf die empfundene Bedrohung zu antworten?
- Was würdest du am liebsten tun?
- Welche Entspannungsübungen sind für dich hilfreich?

In der Psychotherapie gibt es eine Methode, bei der du stufenweise mit dem konfrontiert wirst, was dir Angst bereitet. Das kann eine Spinne sein, das Fliegen oder etwas ganz anderes. In einem Zustand von tiefer Entspannung betrachtest du die angstauslösende Situation zunächst aus der Ferne, bis du Schritt für Schritt bereit bist, ihr wirklich von Angesicht zu Angesicht entgegenzutreten. Das Ganze geschieht in einer geschützten Umgebung in Begleitung eines Therapeuten, der dir Sicherheit vermittelt. Auf diese Weise kannst du lernen, konstruktiv mit deiner Angst umzugehen.

Erde kontrolliert Wasser

In Kreis der Fünf Elemente kontrolliert die Erde das Wasser. Sie bildet die Uferbegrenzung und hält das Wasser in seinem Flussbett. Eine gesunde Erde, verkörpert durch die Energien von Milz und Magen, verhindert, dass das Wasser zerstörerisch über seine Ufer tritt. So eine »Überschwemmung« geschieht, wenn wir bei großer Angst, quälendem Misstrauen und nagenden Zweifeln den Bezug zur Realität verlieren. Solch ein Zustand kann auch

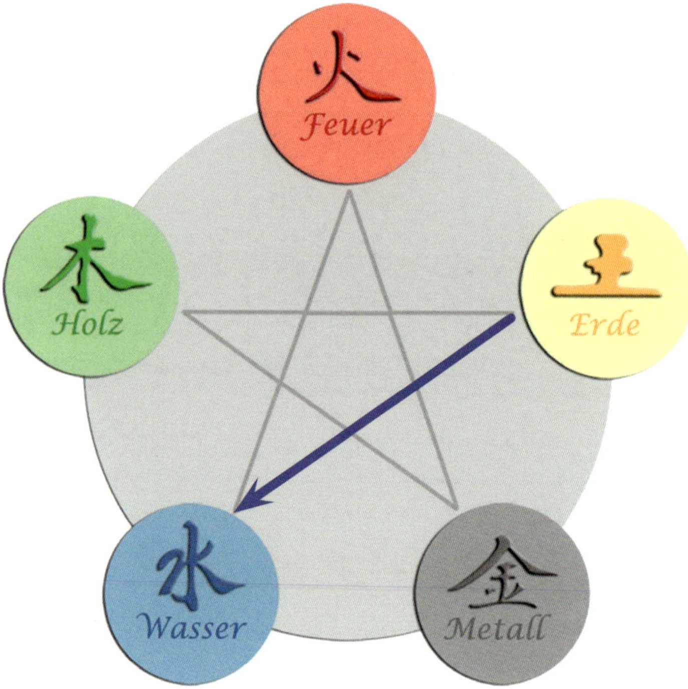

durch Drogen herbeigeführt werden, wenn wir in unseren unterbewussten Gefilden dahindriften und nicht mehr zu fassen sind. In dieser »uferlosen« Verfassung sind wir weltfremd, verschlossen, schwer greifbar und nicht mehr alltagstauglich.

Wenn uns der Halt im Leben verloren gegangen ist, gibt uns die Erde wieder den Boden unter den Füßen zurück. Sie stärkt den Sinn für die praktischen Belange des Lebens wie Essen, Arbeiten und Schlafen und dadurch unsere Verbindung zur Realität und zu unserem Körper.

Die Blase – Handeln wenn nötig, Entspannen wenn möglich

Der Blasenmeridian hat eine große Bedeutung in der TCM, denn er ist der längste Meridian und hat über die Zustimmungspunkte auf dem Rücken (siehe Seite 48) einen Bezug zu allen Organfunktionen des Körpers.

Anpassungsfähigkeit

Die Blase nimmt den von den Nieren erzeugten Urin auf, sammelt ihn und scheidet ihn schließlich aus. Dabei ist sie erstaunlich anpassungsfähig – sie kann bis zu einen Liter Flüssigkeit aufnehmen! Ihre Anpassungsfähigkeit zeigt sich auf allen Ebenen: Mit einer starken Blase treten wir den Anforderungen des Lebens flexibel und gelassen entgegen und sind nicht so leicht aus der Ruhe zu bringen. Wir können gut mit Veränderungen umgehen und meistern dadurch die Herausforderungen, die uns begegnen. In Zeiten, in denen es nichts zu tun gibt, legen wir Pausen ein, um zu entspannen und zu regenerieren. All das zeugt von einer großen Flexibilität.

Ist unsere Blasenenergie jedoch geschwächt, empfinden wir Veränderungen als Stress und fühlen uns nicht in der Lage, damit umzugehen. Wir sind nicht belastbar und schon von Bagatellen überfordert. Dann wird sogar ein kleines Kaffeekränzchen zu einer Bürde und wir sind unfähig, auf Tee umzustellen, wenn kein Kaffee mehr da ist. Körperlich und seelisch angespannt können wir selbst in Ruhephasen nicht wirklich »herunterfahren«. Wenn die Blase den ganzen Druck nicht mehr halten kann, müssen wir zur Toilette rennen. Meist sind es seelische Belastungen, die den Harndruck erhöhen und zu einer nervösen Blase führen.

Kämpfen, Fliehen, Entspannen

Der Blasenmeridian mit seinem Verlauf neben der Wirbelsäule hat einen großen Einfluss auf das Nervensystem, das die Reaktionen des Körpers auf Reize reguliert. Das vegetative Nervensystem besteht aus zwei Gegenspielern, die man Yin und Yang zuordnen kann: Der Sympathikus, Repräsentant der Yang-Energie, macht uns handlungs- und leistungsfähig. Er aktiviert den Körper, sodass wir im Angesicht einer Gefahr schnell reagieren und kämpfen oder fliehen können. Herz und Kreislauf werden angeregt, die Muskeln werden stärker durchblutet, Spannung wird aufgebaut und die Gehirntätigkeit wird angeregt. Die Verdauungsorgane werden für Kampf oder Flucht nicht benötigt und bekommen daher keine Energie.

Nach dieser Phase der Betriebsamkeit und Anspannung braucht es eine Erholung, in der die (Über-)Aktivität beruhigt wird und das ganze System wieder herunterfahren kann. Dafür ist das Yin, vertreten durch den Parasympathikus, zuständig. Er verlangsamt Herzschlag und Atmung, fördert die Aktivität des Verdauungsapparats und führt uns in Entspannung und Regeneration.

Der Einfluss auf Sympathikus und Parasympathikus ist die Grundlage für die große Anpassungsfähigkeit, die uns die Blase schenkt. Mit einer gesunden Blasenenergie haben wir Zugang zu beiden Aspekten des Lebens und können fließend auf alle Erfordernisse antworten. Sie lässt uns bei Bedarf zur Tat schreiten und danach wieder ausruhen. Bei einer Überlastung legen wir rechtzeitig den Schalter um und machen eine Pause, um dann gestärkt neuen Anforderungen entgegenzutreten.

Ist die Blasenenergie jedoch aus dem Gleichgewicht geraten, steht uns weder die Kraft zu handeln zur Verfügung, wenn es die Situation erfordert, noch kommen wir in unserer Freizeit wirklich zur Ruhe. Der Sympathikus wird nicht nur für Aktivität hochgefahren, sondern auch wenn wir uns bedroht fühlen. Die »Gefahr« besteht heutzutage meist in anhaltendem Zeit- oder Leistungsdruck. Bei einem hohen Stresslevel kann der Parasympathikus nicht in ausreichendem Maße seine Arbeit tun. Das zeigt sich in einem schwachen Nervenkostüm mit Anspannung und Überreaktionen. Ganz normale Reize und Informationen lösen intensiven Stress aus.

Symptome einer geschwächten Blasenenergie sind ein vermehrter Harndrang, Schwierigkeiten beim Wasserlassen, Verspannungen im Nacken, chronische Anspannung und Schmerzen im Rücken, Bandscheibenschäden oder Hexenschuss.

ERFORSCHUNG

Stress und Entspannung

- Wo setzt du dich unter Druck? Was kreiert Stress in deinem Leben? Wann spürst du ihn am deutlichsten?
- Wo Im Körper nimmst du Anspannung und Verhärtung wahr? Wie geht es deinem Rücken?
- Was unterstützt dich dabei herunterzufahren?
- In welcher Umgebung, wo in der Natur, mit welcher Musik und welchen Düften kannst du entschleunigen und ausspannen? Mit welchen Menschen kannst du entspannen?

Meridiane und Körperzonen

Die Chinesische Medizin betrachtet ein Organ als einen Funktionskreis, dem neben der Organfunktion auch verschiedene Körperbereiche und der Gefühlszustand zugeordnet sind. Die körperliche, emotionale und geistige Verfassung eines Menschen spiegelt sich im energetischen Zustand seiner Organe wider und drückt sich in den Meridianen aus. Die Hauptäste dieser Energiebahnen verlaufen an der Oberfläche des Körpers, wo wir sie berühren und massieren können. Hier befinden sich auch die Akupressurpunkte. Die inneren Verläufe in den tieferliegenden Geweben nehmen Kontakt auf mit den Organen, Knochen und Muskeln, Nerven- und Blutbahnen und verbinden letztlich mit feinsten Verästelungen jede Zelle des Körpers.

Anhand der Meridiane und des Zustands der zugeordneten Schlüsselzonen und Sinnesorgane lässt sich erkennen, inwieweit wir die mit den Organen verbundenen Themen in unser Leben integriert haben. Sie sind wie eine Landkarte, mit der wir uns selbst entdecken und unsere Stärken wie auch unsere Schwächen erfassen können, um dann Möglichkeiten zu finden, alles wieder ins Gleichgewicht zu bringen. Alle zwölf Organmeridiane sind symmetrisch auf beiden Seiten des Körpers angeordnet. Der Blasenmeridian, dem Yang zugeordnet, führt von oben nach unten, vom Kopf abwärts über Nacken, Rücken und die Rückseiten der Beine zu den Füßen. Als Yin-Meridian verläuft die Energiebahn der Niere von unten nach oben, von den Füßen aufwärts über die Innenseite der Beine, Bauch und Brust. Die Behandlung des Blasenmeridians wirkt entspannend und regenerierend. Indem die energetischen Staus und Blockaden im Blasenmeridian gelöst werden, kann die Energie wieder frei in den Nierenmeridian fließen.

Akupressur und Meridianmassage

Akupressur und Meridianmassage bewegen die Lebensenergie. Die Akupressurpunkte werden mit Daumen oder Zeige- und Mittelfinger gehalten oder massiert, so kräftig, dass es für dich spürbar ist. Du hast einen Punkt lange genug gehalten, wenn

- du fühlst, dass das Gewebe an dieser Stelle und darum herum weicher und durchlässiger wird,
- die Druckempfindlichkeit oder der Schmerz weniger werden,
- du ein gleichmäßiges, kräftiges Pulsieren ertastest.

Die Meridianmassage lockert verklebte Strukturen im Bindegewebe, verbessert die Durchblutung und den Energiefluss, löst Schlackenstoffe, entspannt verkürzte, steife Muskeln, hält das Gewebe geschmeidig und beugt dadurch Verletzungen vor. Regelmäßig, möglichst täglich angewendet, wird die Wirkung deutlich erhöht. Die Meridiane liegen in weiten Teilen in den oberflächlichen Faszien*. Viele der hier gezeigten Techniken sind mit der Faszienmassage verwandt. Lege dich für die Massage auf einen Futon oder eine Yogamatte, führe die Bewegungen ganz langsam durch und entspanne dich in sie hinein.

Für die Massage benötigst du eine Faszienrolle, einen kleinen Ball (Tennis- oder Hundeball) und einen kleinen Flummi. Die Härte der Rolle und der Bälle sollte für dich angenehm sein. Als Rolle kannst du eine Pilates- oder eine spezielle Faszienrolle verwenden. Die im Handel angebotene Black Roll ist für die meisten Menschen zu hart und nimmt dadurch die Freude am Üben.

> Die Selbstbehandlung sollte nicht durchgeführt werden bei akuten und ungeklärten Nacken- und Rückenbeschwerden.

* Faszien sind faserreiche Bindegewebsschichten, welche die Muskeln umhüllen und ein Netzwerk bilden, das den ganzen Körper durchzieht und alles zusammenhält.

Meridiane und Körperzonen
Niere

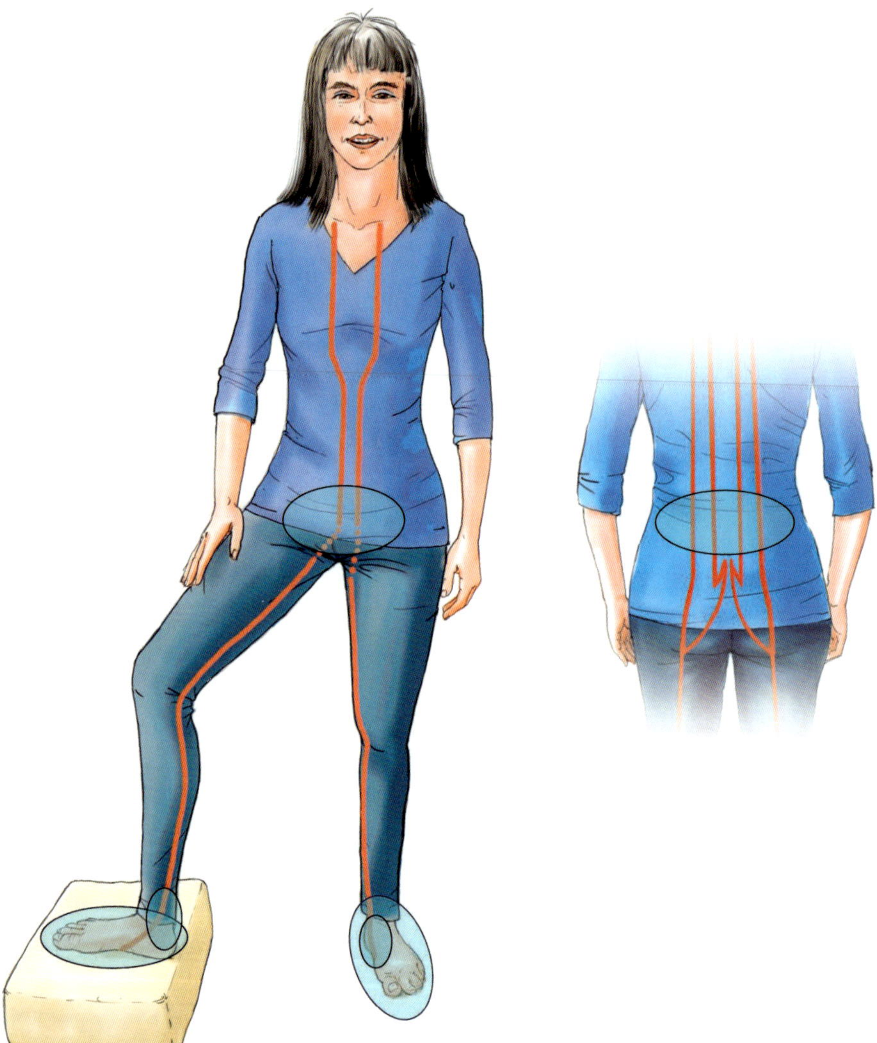

Meridiane und Körperzonen
Blase

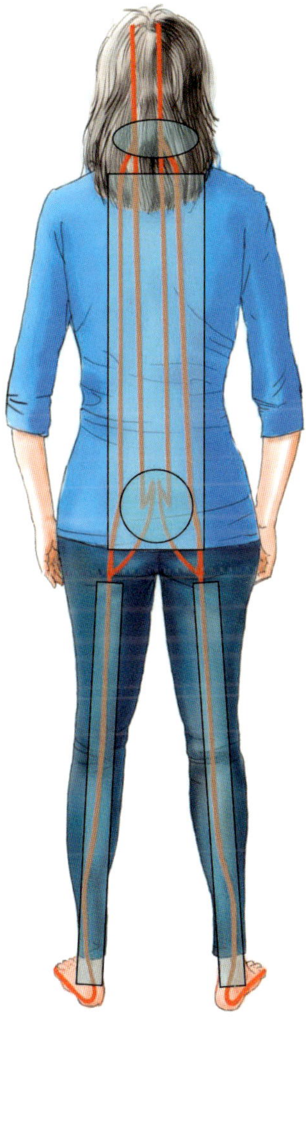

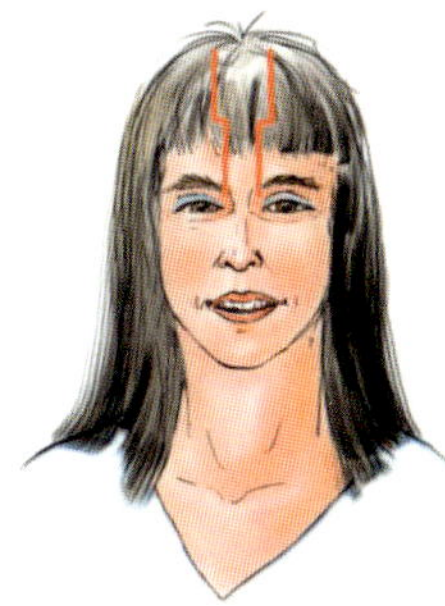

Füße

Über die Füße empfangen wir die Energie der Erde. Sie bilden das feste Fundament, auf dem der Rest des Körpers aufgebaut ist. Die Art und Weise wie wir auf ihnen stehen und gehen, gibt uns Hinweise darauf, wie stabil wir sind und wie sicher wir uns auf unseren eigenen Beinen fühlen. Eine gute Bodenhaftung schenkt uns Vertrauen. Sie festigt uns auch emotional und lässt uns entspannen.

Temperatur, Beweglichkeit und Stabilität der Füße sind wichtige Indizien für den Zustand des Wasserelements: Angenehm warme, gut durchblutete und bewegliche Füße sind Zeichen einer starken Nierenkraft, von Vitalität und einer guten Erdung. Sind die Füße hingegen chronisch kalt, ist das ein Hinweis auf eine energetische Unterversorgung der unteren Körperhälfte und eine Schwäche der Nierenenergie.

Die Meridiane von Niere und Blase umfließen die Fersen und haben einen großen Einfluss auf das Sprunggelenk, das für die Beweglichkeit der Füße verantwortlich ist. Es sollte elastisch und geschmeidig sein und gleichzeitig Halt geben. Ist dieses Gelenk jedoch starr und verhärtet und die Achillessehne unnachgiebig, führt das zu einer unflexiblen, starren Körperhaltung und einer Anspannung beim Stehen und Gehen. Doch auch das Gegenteil ist möglich, wenn das Sprunggelenk übermäßig gelenkig ist, wie ausgeleiert, sodass der Fuß bei Belastung leicht umknickt. Das geht mit Unsicherheit einher, dem Gefühl, auf wackeligen Beinen zu stehen.

Eine schlechte Verwurzelung über die Füße führt zu einem Verlust des Gleichgewichts im ganzen Körper. Dieser Mangel an Stabilität zieht eine Gegenregulation der Wirbelsäule und damit eine Anspannung der Rückenmuskulatur nach sich.

Wassersymptome in dieser Körperzone

- chronisch kalte Füße
- fehlende Bodenhaftung
- mangelnde Stabilität, leichtes Umknicken

Ingwer-Fußbad

Um mit einer Schwäche im Wasserelement gut durch den Winter zu kommen, sind wärmende Fußbäder empfehlenswert. Bei chronisch kalten Füßen kann es zwei- bis dreimal wöchentlich oder auch täglich zur abendlichen Entspannung durchgeführt werden. In der kalten Jahreszeit ist ein Ingwer-Fußbad besonders angenehm, weil es die durch die Kälte erstarrten Füße vitalisiert und den ganzen Körper wohlig wärmt. Koche dafür kleine Ingwerstückchen mit Wasser auf und gib den Sud in eine Schüssel mit warmem Wasser. Das Fußbad wirkt erholsam, fördert den Schlaf und kann Schmerzen in den Beinen und im unteren Rücken lindern.

Niere 1 »Sprudelnde Quelle«

Lage: auf der Fußsohle unterhalb des Fußballens auf der Mittellinie

Wirkung: leitet die Energie vom Kopf nach unten; stellt den Kontakt zur Erde her und bringt als »Sprudelnde Quelle« Lebenskraft durch die Füße in den Körper; stabilisiert, regeneriert; hilfreich bei Anspannung, Ängstlichkeit und Unruhe

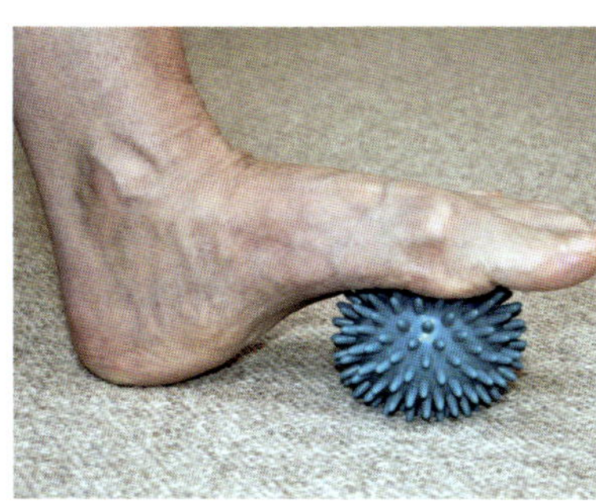

Niere 3 »Mächtiger Wasserlauf«

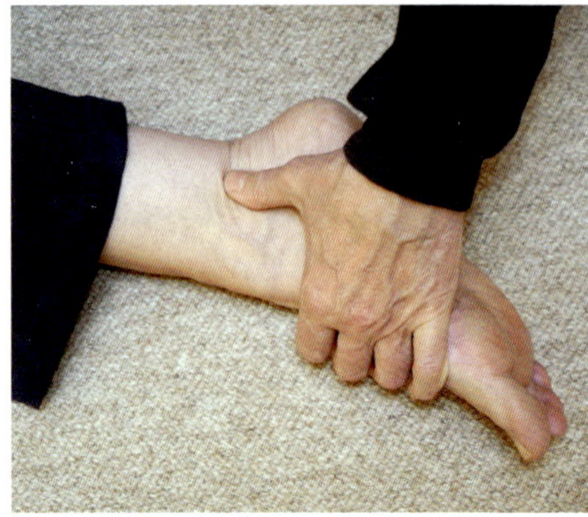

Lage: in der Vertiefung zwischen der höchsten Erhebung des Innenknöchels und der Achillessehne

Wirkung: energetisiert und fördert gleichzeitig die Entspannung; verbessert die Durchblutung im Beckenbereich; bringt Energie in die Genitalien; hilfreich bei allgemeiner Schwäche und Kraftlosigkeit

Nicht während der Schwangerschaft anwenden!

Blase 60 »Kunlun Gebirge«

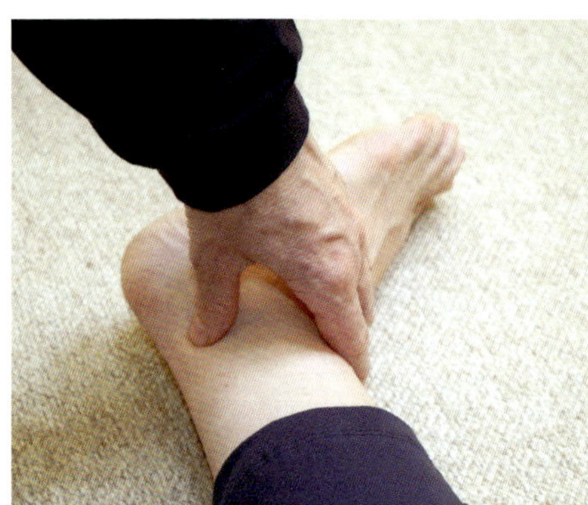

Lage: in der Vertiefung zwischen der höchsten Erhebung des Außenknöchels und der Achillessehne

Wirkung: kräftigt und entkrampft den Rücken; bringt Wärme und Entspannung in den Blasenmeridian, von Kopf und Nacken, über den Rücken, das Gesäß, die Beine bis zu den Füßen

Nicht während der Schwangerschaft anwenden!

Massage der Füße* und von Niere 1, Niere 3 und Blase 60

Eine Fußmassage fördert die Verbindung zur Erde und gibt uns einen spürbar festeren Stand. Du kannst dafür eine kleine Faszienrolle oder einen Holzstab mit 3–5 cm Durchmesser verwenden. Massiere die Füße nur so stark, dass du dabei entspannt bleiben kannst. Stehe aufrecht und finde einen sicheren Stand. Stelle dir vor, dass sich dein Körper von innen heraus aufrichtet. Nun setze einen Fuß auf die Rolle und gib etwas Druck auf den Fuß, indem du dein Gewicht nach vorne verlagerst. Rolle von der Mitte beginnend langsam zwischen Zehenballen und Ferse vor und zurück. Nach einer Weile kippe den Fuß nach innen und dann nach außen, um auch die seitlichen Bereiche der Fußsohle zu erreichen.

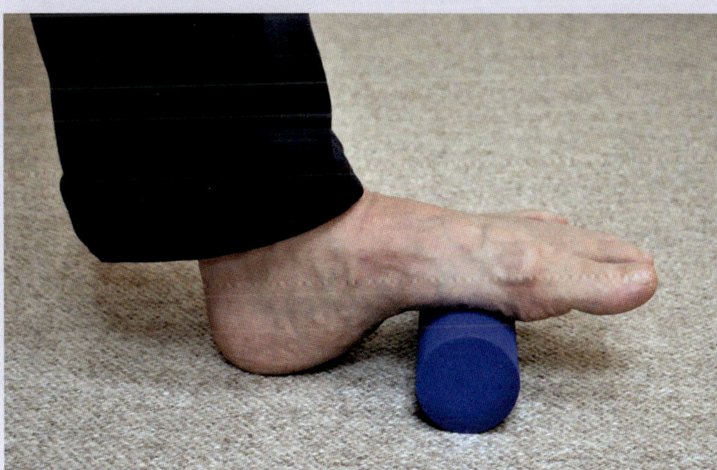

* Eine Fußmassage mit dem Faszienball haben wir ausführlich in unserem Büchlein »Aus der Stille schöpfen – Übungen für das Wasserelement« beschrieben.

Bringe einen kleinen Ball oder Flummi unter Niere 1 und massiere den Punkt, indem du dein Gewicht immer wieder nach vorne verlagerst, als wolltest du eine Luftmatratze aufpumpen. Bleibe auf dem Punkt und bewege den Fuß aus dem Fußgelenk mehrmals von einer Seite zur anderen, die Ferse bleibt dabei am Boden. Dann bringe den Ball unter die Zehengelenke. Ziehe in dieser Position die Zehen wie zu einer Faust zusammen, dann öffne sie nach oben und spreize sie wie zu einem Fächer. Nun lege den Ball zur Seite. Bevor du zur anderen Seite wechselst, stehe einen Moment, spüre nach. Nimmst du einen Unterschied zwischen beiden Füßen wahr?

Setze dich auf ein Kissen, winkle ein Bein an und massiere Niere 3 und die ganze Innenferse mit dem Daumen. Für die Behandlung von Blase 60 stelle die Füße auf und neige die Beine zu einer Seite. Massiere die Außenseite des oberen Fußes hinter und unter dem Knöchel und auch die Achillessehne. Dann wiederhole alles beim anderen Fuß.

Beine

Die Beine stehen unter dem Einfluss der Elemente Wasser, Holz und Erde. Sie bilden die Säulen, die ein sicheres, entspanntes Stehen und ein anstrengungsloses Gehen ermöglichen. Durch eine Schwäche der Beine verlieren wir den Zugang zu unseren Wurzeln. Dieses Defizit versucht der obere Teil des Körpers auszugleichen, wodurch unsere Bewegungen mehr von Schultern und Kopf geführt werden als von unserer Basis. Für die aufrechte Haltung spannen wir Beine und Rücken an, und unsere Bewegungen werden ungelenk. Der Blasenmeridian verläuft über die

Beinrückseiten und ist für die Massage gut erreichbar, anders als der Nierenmeridian, der auf den hinteren Innenseiten der Beine tief im Gewebe versteckt ist.

Massage der Oberschenkel und der Waden

Setze dich mit ausgestreckten Beinen auf eine Faszienrolle und stütze dich nach hinten ab. Lasse den Druck zunächst einmal wirken, dann rolle mit kleinen Bewegungen vor und zurück – vom Ansatz der Oberschenkel bis vor die Kniekehlen. Du kannst dich auch auf beiden Seiten auf Yogablöcken abstützen.

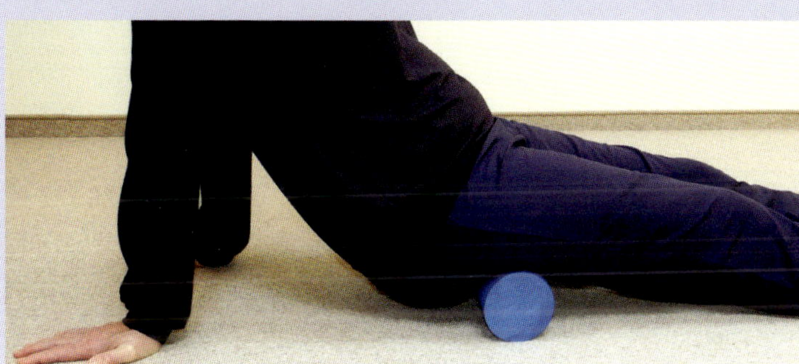

Für die Massage der Waden klemme einen kleinen Ball zwischen Ober- und Unterschenkel und ziehe das Bein zu dir hin. Wiederhole das in verschiedenen Positionen. Die Übung kann im Sitzen oder im Liegen durchgeführt werden.

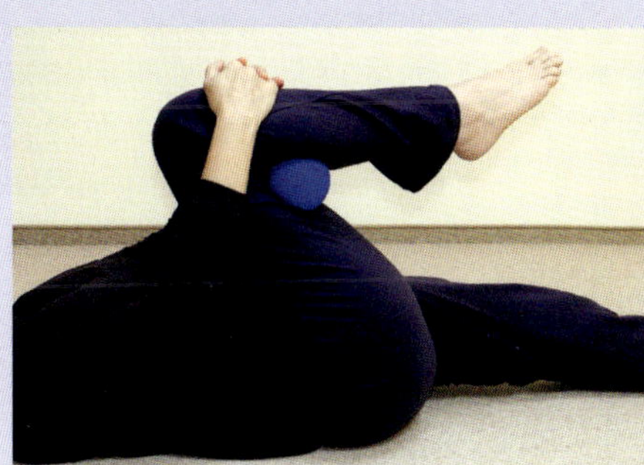

Wassersymptome in dieser Körperzone

- Schwächegefühl in den Beinen
- Kraftlosigkeit und Zittern der Knie
- Schwierigkeit längere Zeit zu stehen

Becken und Kreuzbein

Ein innerer Ast des Nierenmeridians fließt durch die Genitalien und versorgt sie mit Energie. Mit kraftvollen Nieren sind die Fortpflanzungsorgane gut durchblutet und warm, was sich in einer gesunden Libido und Zeugungsfähigkeit zeigt. Der Beckenboden ist kraftvoll, das Becken locker und die Bewegungen aus der Hüfte sind weich und fließend. Wir sind in Kontakt mit dem lebendigen Feuer der Sexualität. Eine Unterdrückung dieser machtvollen Energie schränkt nicht nur unsere Lebendigkeit ein, sondern kann sich auch in Menstruationsbeschwerden und anderen Störungen im Genitalbereich zeigen.

Der Blasenmeridian verläuft direkt über das Kreuzbein und das Gesäß. Das Kreuzbein ist ein wichtiger Indikator für den Zustand der Blasenenergie. Hier befindet sich eine Fülle von Punkten (Blase 27–34, siehe S. 48), die alle auf den Unterleib und die Beckenorgane wirken.

Die Stellung des Beckens gibt uns wichtige Hinweise auf den energetischen und emotionalen Zustand des Menschen. Ist das Becken aus seiner Mitte heraus mehr nach hinten gekippt, wird die Krümmung der Lendenwirbelsäule verstärkt und die Muskeln im unteren Rücken sind angespannt. Es zeigt sich ein Hohlkreuz, aus dem heraus sich das Gesäß nach hinten wölbt und auf diese Weise deutlich in Erscheinung tritt. Der ganze Körperbereich ist aktiviert und angespannt, als wäre er in Alarmbereitschaft und bereit zu Kampf oder Flucht. Das ist mit der Angst verbunden, sich fallenzulassen und hinzugeben.

Wir können Spannungen im unteren Rücken lösen, indem wir das Becken im aufrechten Stand bewusst sanft nach vorne kippen. Ist das Becken jedoch chronisch nach vorne geneigt, deutet das auf eine passive Grundhaltung, die häufig mit einer verminderten sexuellen Lust verbunden ist.

Wassersymptome in dieser Körperzone

- Kältegefühl in Becken, Unterleib und Po
- Menstruationsbeschwerden, die sich durch Wärme verbessern
- schwache sexuelle Energie, mangelnde Erregbarkeit, Impotenz, Unfruchtbarkeit
- Schmerzen im Kreuzbein und Iliosakralgelenk

Beckenschaukel und Massage des Kreuzbeins

Lege dich auf den Rücken, beuge die Knie und stelle die Beine an. Der Rücken liegt flach auf der Unterlage. Schmiege das Kreuzbein mit möglichst viel Fläche auf den Boden. Führe nun kleine Kippbewegungen mit dem Becken durch. Neige dazu das Becken leicht nach oben, sodass sich das Steißbein ein wenig in Richtung Decke bewegt, ohne dass es vom Boden abhebt, und ein wenig nach unten. Nimm dabei die sanfte Bewegung im Kreuzbein wahr. Führe die Bewegungen langsam aus und begleite sie mit deiner Aufmerksamkeit.

Nun bringe einen Hunde- oder Faszienball unter das Kreuzbein und gib dein Gewicht darauf ab. Lasse den Druck zunächst eine Zeitlang wirken. Nach einer Weile mache kleine Bewegungen mit deinen Hüften, vor und zurück und zu den Seiten. Dann setze den Ball an eine neue Stelle und massiere sie auf die gleiche Weise, bis du das ganze Kreuzbein behandelt hast.

Entferne den Ball, lege das Kreuzbein flach auf und gib das ganze Gewicht des Beckens, des Lendenbereichs, des gesamten Rückens und des Kopfes an den Boden ab. Spüre die Entspannung und die Weite, die dadurch entsteht.

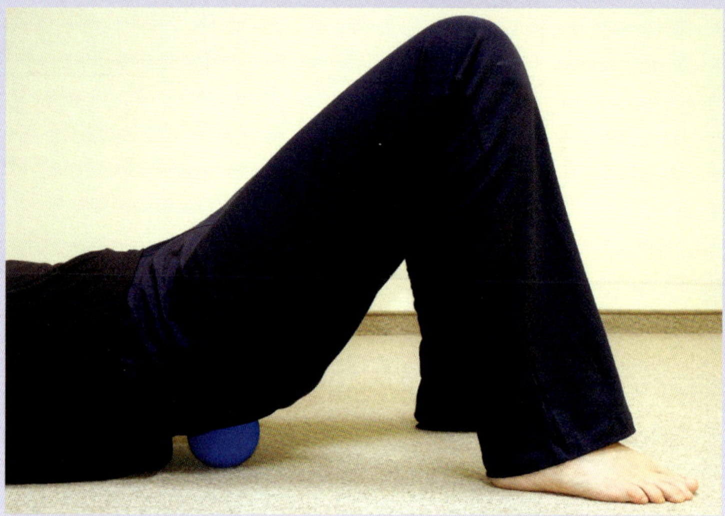

Rücken

Die Wirbelsäule, der »Himmlische Pfeiler«, hält uns aufrecht und federt mit ihren eingebauten Puffern, den Bandscheiben, Erschütterungen und Stöße ab. Sie steht unter dem Einfluss des Wasserelements und wird hinten vom Blasenmeridian gestützt, der in zwei parallel verlaufenden Ästen entlang der großen Rückenstreckermuskeln hinab verläuft, und vorne durch den Nierenmeridian mit seinem Verlauf neben der Mittellinie. Mit einer starken Blasenenergie haben wir einen gesunden Rücken, der uns aufgerichtet durchs Leben gehen lässt, die Wirbelsäule ist stabil und doch flexibel. Die Kraft des Nierenmeridians richtet die Vorderseite auf, wodurch sich der Rücken entspannen kann. Das geschieht durch Vertrauen und Selbstvertrauen.

Die Rückseite des Körpers hat eine beschützende Funktion. Unsere instinktive Antwort auf eine Gefahr ist, der Bedrohung den Rücken zuzuwenden und die verletzliche Vorderseite, Gesicht, Brust und Bauch zu schützen. Der Rücken spiegelt unsere physische und emotionale Beanspruchung wider. Nicht nur durch körperliche Belastungen, wie durch langes Sitzen oder schweres Heben, sondern auch bei seelischem Stress, Kummer und vor allem Angst spannen sich die Rückenmuskeln an. Wird diese Anspannung nicht wieder abgebaut, verliert der Rücken seine geschmeidige Kraft und wird starr und steif. Dann kann nichts mehr abgefedert werden.

Man kann einem Rücken die Last ansehen, die er ein Leben lang getragen hat. Er ist ein Spiegel unserer Vergangenheit, ein Müllabladeplatz für angestaute innere Kräfte und unterdrückte Gefühle. Diese Bürde kann erdrückend sein, wie ein schwerer Rucksack, in dem unsere eigene Geschichte enthalten ist. Als Folge davon zeigen sich chronische Verspannungen, Schmerzen und mitunter eine gebeugte Haltung. Die Zahl der Menschen, die unter chronischen Rückenschmerzen leiden, ist erschreckend hoch.

Zustimmungspunkte

Auf dem inneren Ast des Blasenmeridians, zwei Fingerbreit von der Mitte des Rückens entfernt, liegen die Zustimmungs- oder Transportpunkte. Diese »Meisterpunkte« leiten die Energie zu den inneren Organen, die auf der entsprechenden Höhe liegen.

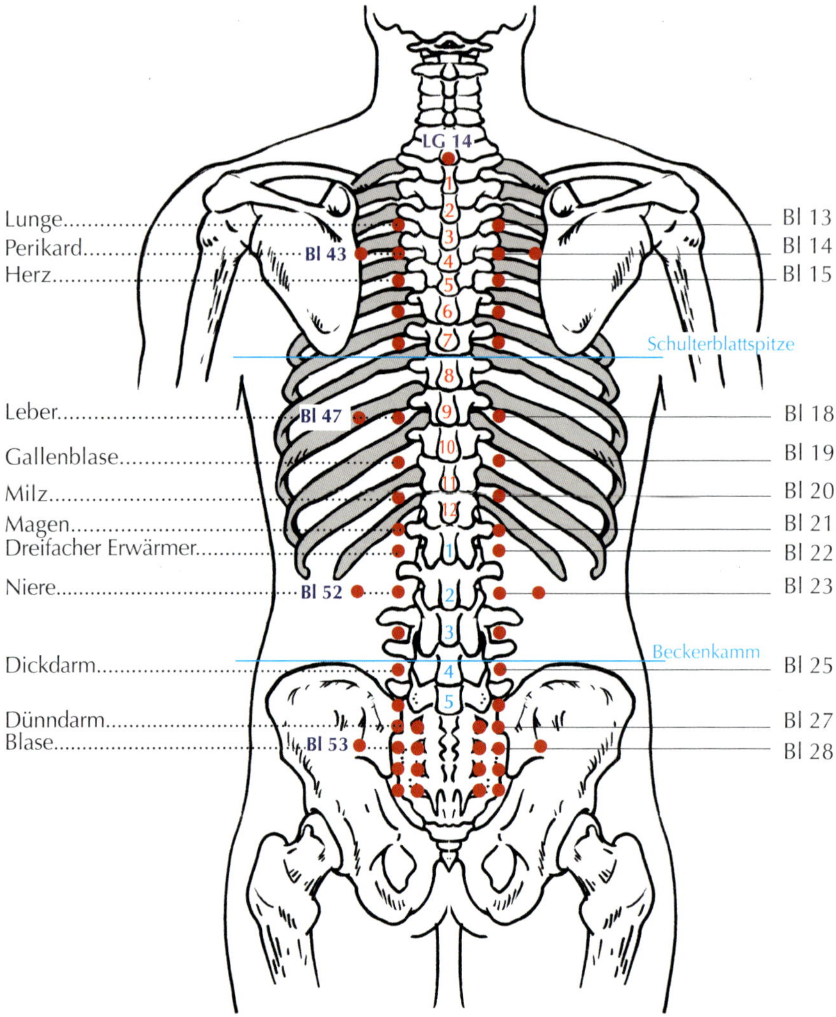
LG 14
Lunge
Perikard
Herz
Bl 43
Bl 13
Bl 14
Bl 15
Schulterblattspitze
Leber
Bl 47
Gallenblase
Milz
Magen
Dreifacher Erwärmer
Niere
Bl 52
Bl 18
Bl 19
Bl 20
Bl 21
Bl 22
Bl 23
Beckenkamm
Dickdarm
Dünndarm
Blase
Bl 53
Bl 25
Bl 27
Bl 28
1
2
3
4
5
6
7
8
9
10
11
12
1
2
3
4
5

Hier besteht eine Wechselwirkung: Chronische Ungleichgewichte eines Organs wirken sich auf den verbundenen Wirbelsäulenabschnitt beziehungsweise Zustimmungspunkt aus und führen dort zu Druckempfindlichkeit oder Schmerz. Die Ursachen von Rückenbeschwerden liegen deshalb häufig in Disharmonien im Inneren des Körpers. Umgekehrt kann eine Anspannung im Rücken die zugehörige Organfunktion beeinträchtigen. Der Rücken offenbart daher unseren Gesundheits- oder Krankheitszustand. Je gesünder der Rücken, desto gesünder ist der Mensch.

Eine Behandlung des Rückens bewirkt eine tiefe Entspannung und reguliert über die Zustimmungspunkte die Funktionen aller Organe. Die Aktivität des Parasympathikus wird angeregt: Anspannung und Stress werden abgebaut, Verdauung und Ausscheidung aktiviert. Der Körper kann sich erholen und kommt zur Ruhe. Das zeigt sich oft in einer wohltuenden Müdigkeit.

Der untere Rücken ist für das Wasserelement von besonderer Bedeutung. Hier befinden sich auf Höhe der Taille in einer Linie der »Zustimmungspunkt der Nieren« (Blase 23) der »Sitz des Willens« (Blase 52) und das »Tor des Lebens« (Lenkergefäß 4). Bei einer erschöpften Nierenenergie ist diese »Wasserachse« kraftlos und schmerzhaft.

Wassersymptome in dieser Körperzone

- Steifheit der Wirbelsäule
- Schwächegefühl im unteren Rücken, das Gefühl hier »durchzubrechen«
- Verspannungen und chronische Schmerzen im unteren Rücken
- nach vorne gebeugte Körperhaltung
- Bandscheibenvorfall, Hexenschuss

Blase 23 »Zustimmungspunkt der Niere«

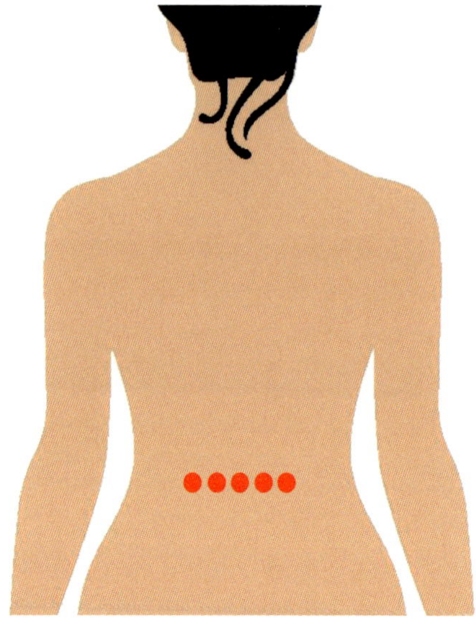

Lage: im unteren Rücken in Höhe der Taille, zwei Finger breit neben der Mittellinie des Rückens
Wirkung: stärkt und entspannt den unteren Rücken; wirkt allgemein stärkend, unterstützt sowohl die allgemeine Lebenskraft als auch die sexuelle Vitalität, verbessert die körperliche Kondition, fördert die Regeneration; stärkt die Willenskraft

Blase 52 »Sitz des Willens«

Lage: im unteren Rücken in Höhe der Taille, vier Finger breit neben der Mittellinie des Rückens, an der Außenseite des großen Rückenstreckermuskels
Wirkung: fördert die Belastbarkeit und das Durchhaltevermögen, gibt Kraft, das Leben zu meistern; fördert Entschlossenheit, Zielgerichtetheit und Mut; stärkt die Willenskraft; unterstützt den unteren Rücken

Lenkergefäß 4 »Tor des Lebens«

Lage: auf der Wirbelsäule in Höhe der Taille zwischen den Dornfortsätzen des zweiten und dritten Lendenwirbels
Wirkung: tonisiert die Lebenskraft und Vitalität; wärmt und belebt; hilft mit der Lebenskraft der Nieren den eigenen Lebenszweck zu erfüllen

»Reissackklopfen«: die Energie im Rücken bewegen

Fülle einen etwa 80 cm langen und 12 cm breiten Stoffschlauch mit ein bis zwei Handvoll Reis (je nach Bedarf) und knote ihn am oberen Ende zu. Stehe aufrecht und lasse deinen Körper entspannt und locker aus den Hüften heraus um die eigene Achse schwingen. Der Reissack, den du vor dir mit beiden Händen hältst, schwingt so um deinen Körper herum und klopft auf deinen Rücken. Behandle auf diese Weise einige Minuten lang deine Rückseite von dem Bereich zwischen deinen Schulterblättern bis zum Kreuzbein, zunächst die Wirbelsäule in der Mitte, und dann auf beiden Seiten den Blasenmeridian entlang der großen Rückenstreckermuskeln. Nachdem du den ganzen Rücken behandelt hast, klopfe für eine Weile die Zone der Nieren, die »Wasserachse« in Höhe der Taille, und anschließend das Kreuzbein, wo sich die Blasenenergie zeigt.

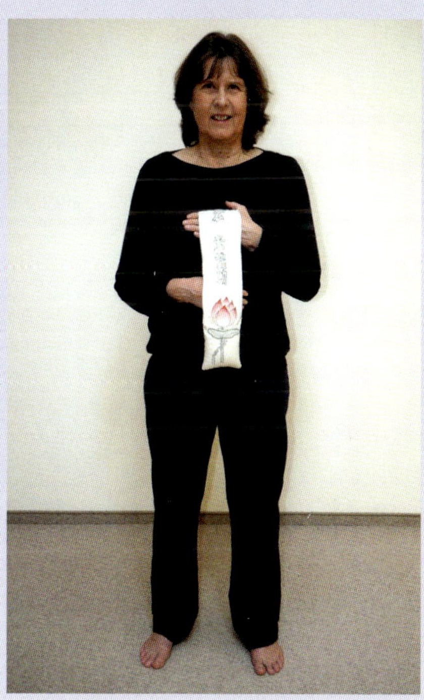

Das Reissackklopfen ist eine gute Möglichkeit, den eigenen Rücken zu massieren. Es regt die Durchblutung und den Energiefluss an, löst Verspannungen und wirkt einer Wirbelversteifung entgegen.

Rückenentspannung

Setze dich ans Ende einer langen Faszien- oder Pilatesrolle, die Füße sind aufgestellt. Stütze dich mit den Händen ab und lasse dich langsam nach hinten abrollen, bis du der Länge nach, vom Kopf bis zum Kreuzbein, auf der Rolle liegst. Die Arme lege zu den Seiten ab. Wenn du dafür eine Unterstützung brauchst, halte Kissen oder gefaltete Decken rechts und links neben der Rolle bereit. Verweile hier für ein paar Minuten und nimm wahr, wie du in dieser Position entspannst und loslässt. Spüre wie dein Kopf, die Schultern und Arme, der Rücken und das Becken schwer werden.

Wenn es sich gut anfühlt, lasse deinen Körper behutsam zu den Seiten schaukeln und massiere so die Muskulatur rechts und links neben der Wirbelsäule. Komme anschließend zurück in die Mitte in eine ausbalancierte Position, neige dich zur Seite, entferne die Rolle und ruhe in Rückenlage nach.

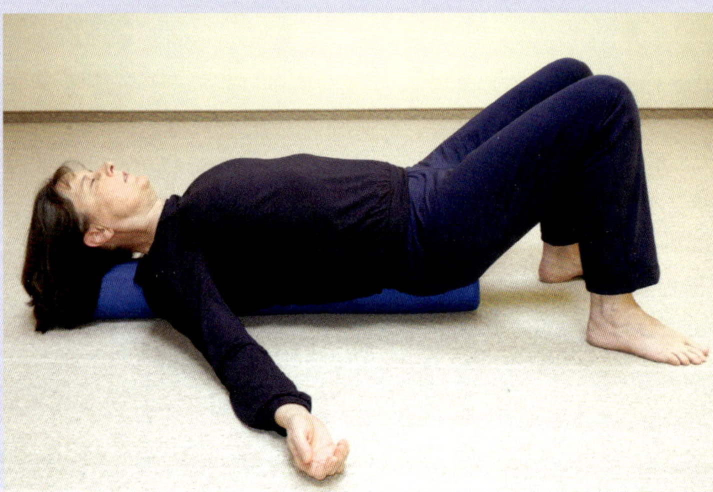

Nacken

Der Nacken steht unter dem Einfluss des Gallenblasen- und des Blasenmeridians. Hier zeigt sich unser Stresslevel. Bei Unsicherheit und Angst verspannt sich diese Körperzone. Dann ziehen wir den Kopf ein wie eine Schildkröte, die sich in ihren schützenden Panzer zurückzieht und unsere »Nackenhaare sträuben sich«. Die enge Passage zwischen Kopf und Körper wird blockiert, die Energie staut sich im Kopf und wir nehmen die Empfindungen und Bedürfnisse des Körpers nicht mehr wahr.

Wassersymptome in dieser Körperzone

- Nackenverspannungen und Steifheit
- durch Fehlhaltung am Schreibtisch oder durch Angst verursachte Verkürzung der Nackenmuskeln
- Fehlende Verbindung zwischen Kopf und Körper

Blase 10 »Himmlische Säule«

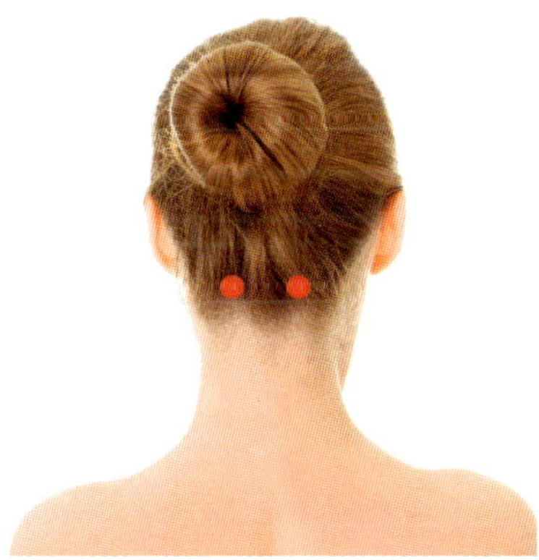

Lage: am Nackenhaaransatz am Außenrand des Trapezmuskels, zwei Finger breit seitlich der Mittellinie, einen Finger breit unterhalb des Schädelrandes; an dieser Stelle ist häufig eine Verhärtung tastbar
Wirkung: löst Verspannungen im Nacken; unterstützt den Energiefluss durch die enge Passage im Nacken und verbessert dadurch die Durchblutung des Gehirns; fördert das Gleichgewicht zwischen Körper und Geist; hilft tief zu entspannen und loszulassen

Nackenentspannung und Behandlung von Blase 10

Nimm dir für die Nackenentspannung 5–10 Minuten Zeit. Lege dich auf den Rücken und bringe eine Faszienrolle unter die Schädelbasis. Falls sich die Schultern dabei anheben, lege ein gefaltetes Handtuch unter den oberen Rücken oder verwende eine kleinere Faszienrolle. Empfehlenswert ist auch der »Nackenretter« (von Liebscher & Bracht), den du in der Höhe variieren kannst. Atme gezielt in den Nacken und

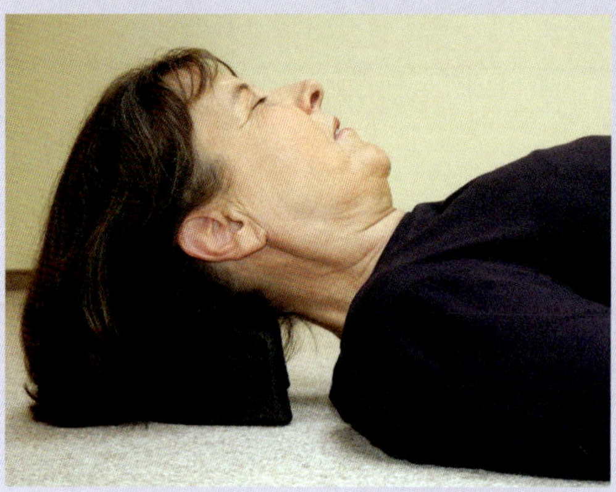

lasse den Kopf schwer werden. Wenn es sich gut anfühlt, kannst du ihn ein klein wenig bewegen, um die Nackenzone zusätzlich zu stimulieren. Wenn nach einer Weile die Druckempfindlichkeit abnimmt, drehe den Kopf etwas zur Seite, um neue verhärtete Stellen zu finden. Lasse den Kopf wieder darauf sinken, damit die Schwerkraft die Arbeit tun kann. Durch das einfache Aufliegen der Schädelkante auf der Faszienrolle oder dem Nackenretter lösen sich Verspannungen und unser ganzes System fährt herunter. Es kann sein, dass du dabei einschläfst.

Für die Behandlung von Blase 10 lege den Kopf ab. Halte den Punkt neben den dicken Muskelsträngen im Nacken mit festem Druck und bewege den Kopf mit dem Einatmen leicht nach hinten, mit dem Ausatmen nach vorne.

Diagnostische Zeichen für das Wasserelement

Kopfhaare und Augenbrauen

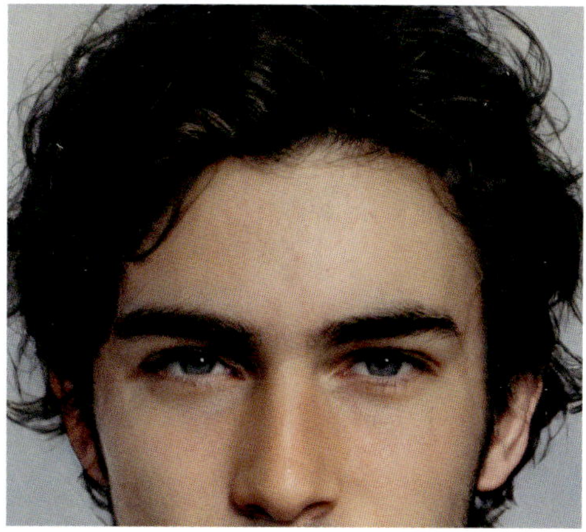

Haare sind der Schmuck der Nieren. Mit einem starken Wasser haben wir kräftige, dichte, gesunde Haare und kraftvolle Augenbrauen. Ein stressiger Lebenswandel kann zu vermehrtem Haarausfall führen oder die Haare kraftlos, spröde und brüchig werden lassen. Angst lässt unsere Haare »zu Berge stehen«. Schocks, Traumata und extreme Belastungen können zu einem spontanen Ergrauen der Haare führen. Wenn unsere Frisur nicht »sitzt« ist es sinnvoller das Wasserelement zu stärken anstatt teure, vielversprechende Pflegeprodukte zu kaufen.

Ohren

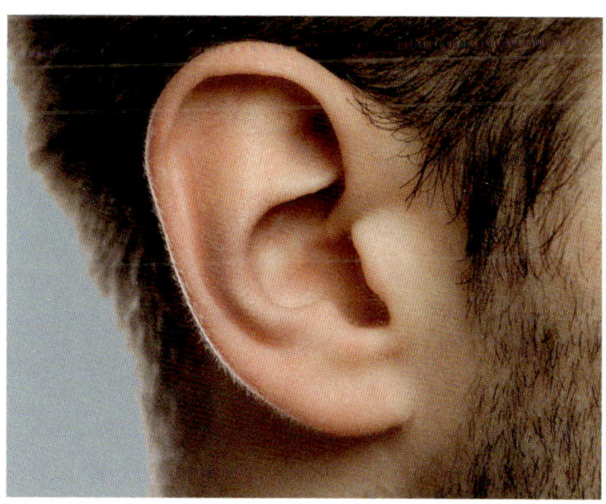

Die Ohren gelten von der Form her als Spiegelbild der Nieren. Ein gutes Gehör mit der Fähigkeit, auch feine Geräusche wahrzunehmen, ist ein wichtiger Indikator für das Wasserelement und die Essenz. Die Ohren reagieren empfindlich auf Stress. Bei starker Anspannung sind wir häufig hypersensibel gegenüber lauten Geräuschen. Zudem kann das Hören von durchdringenden und plötzlichen Geräuschen unmittelbar Angst auslösen. Sie lassen uns hochschrecken, ganz besonders nachts allein im Haus. Das weiß auch die Filmindustrie: Ein Horrorfilm verliert seinen Schrecken, wenn der Ton ausgeschaltet ist.

Das abnehmende Hörvermögen im Alter oder gar Taubheit sind Zeichen dafür, dass die Nierenenergie geschwächt ist beziehungsweise die Ursprungsenergie abnimmt. Weitere Symptome sind Ohrensausen und Tinnitus sowie Gleichgewichtsstörungen und Schwindelgefühl, denn der Gleichgewichtssinn liegt im Gehörgang.

Zeichen im Gesicht

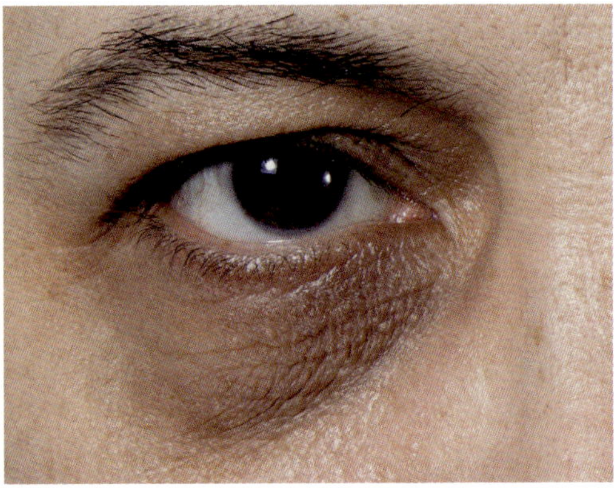

Dunkle Ränder unter den Augen sind das erste Zeichen einer geschwächten Nierenenergie. Chronische Augenringe treten bei Menschen auf, die schlecht schlafen oder überarbeitet sind, als Zeichen von Müdigkeit und Erschöpfung. Sie können auch ein Hinweis darauf sein, dass der Mensch nicht genügend trinkt. Besteht das Ungleichgewicht über längere Zeit, zeigen sich auch an anderen Stellen graue Schattierungen im Gesicht und es besteht ein allgemein abgespannter, ausgelaugter Eindruck. Der Mensch wirkt urlaubsreif.

Knochen und Zähne

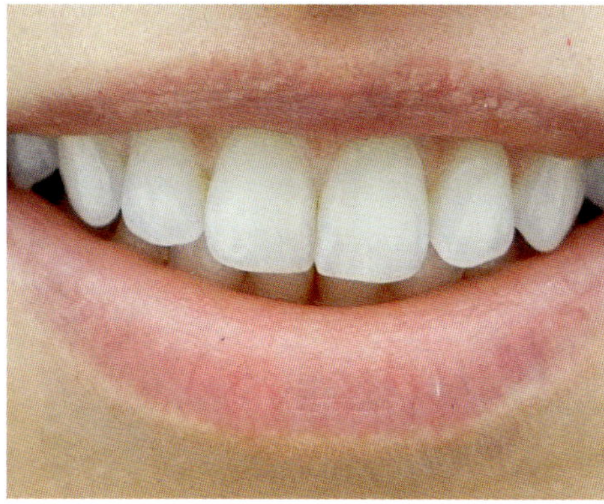

Die Essenz hat einen großen Einfluss auf den Zustand unserer Knochen. Unser Skelett gibt uns Gestalt, Beweglichkeit und Schutz und ermöglicht uns eine aufrechte Körperhaltung. Eine gute Nierenenergie zeigt sich in starken und schweren Knochen, die stabil und elastisch sind. Entwickeln sich die Knochen in der Kindheit nicht richtig, deutet das auf eine Schwäche der Essenz. Auch der spätere Verlust der Knochendichte (Osteoporose) ist ein Zeichen einer abnehmenden Ursprungsenergie. Als Folge sind die Knochen spröde, sie brechen leicht und heilen nur langsam.

In der TCM werden die Zähne den Knochen zugeordnet. Die Zähne sagen viel über den Allgemeinzustand eines Menschen aus. Gesunde und kraftvolle Zähne sind Zeichen einer guten Konstitution und Vitalität. Früher wurde der Wert eines Sklaven nach dem Zustand seiner Zähne festgelegt. Schwierige, belastende Lebensumstände haben oft einen direkten Einfluss auf unsere Zähne und können zu chronischen Zahnproblemen beziehungsweise einer Verschlechterung des Zahnstatus führen. Das gilt auch für häufige Schwangerschaften, daher sagte man früher: »Jedes Kind kostet einen Zahn«.

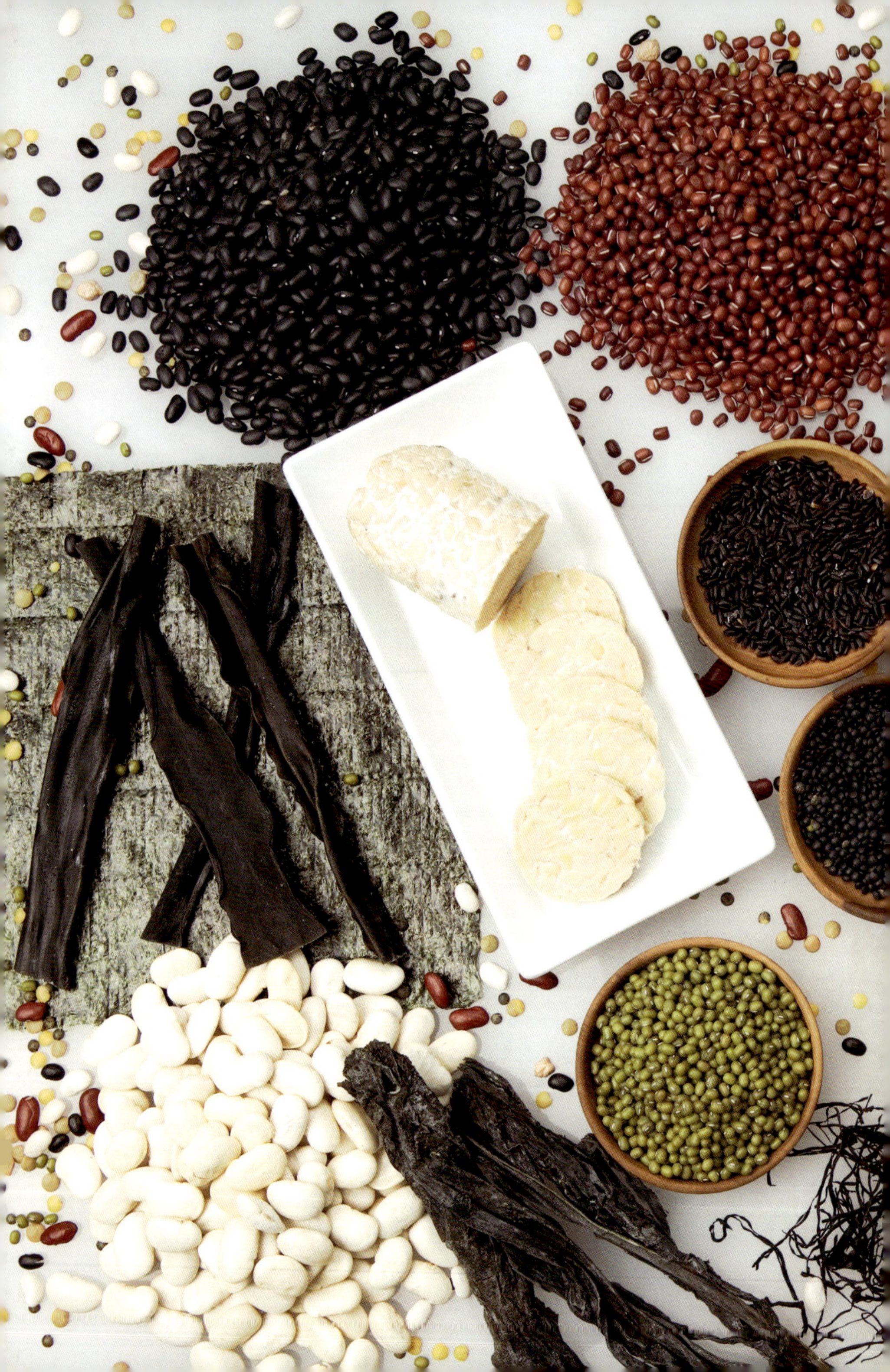

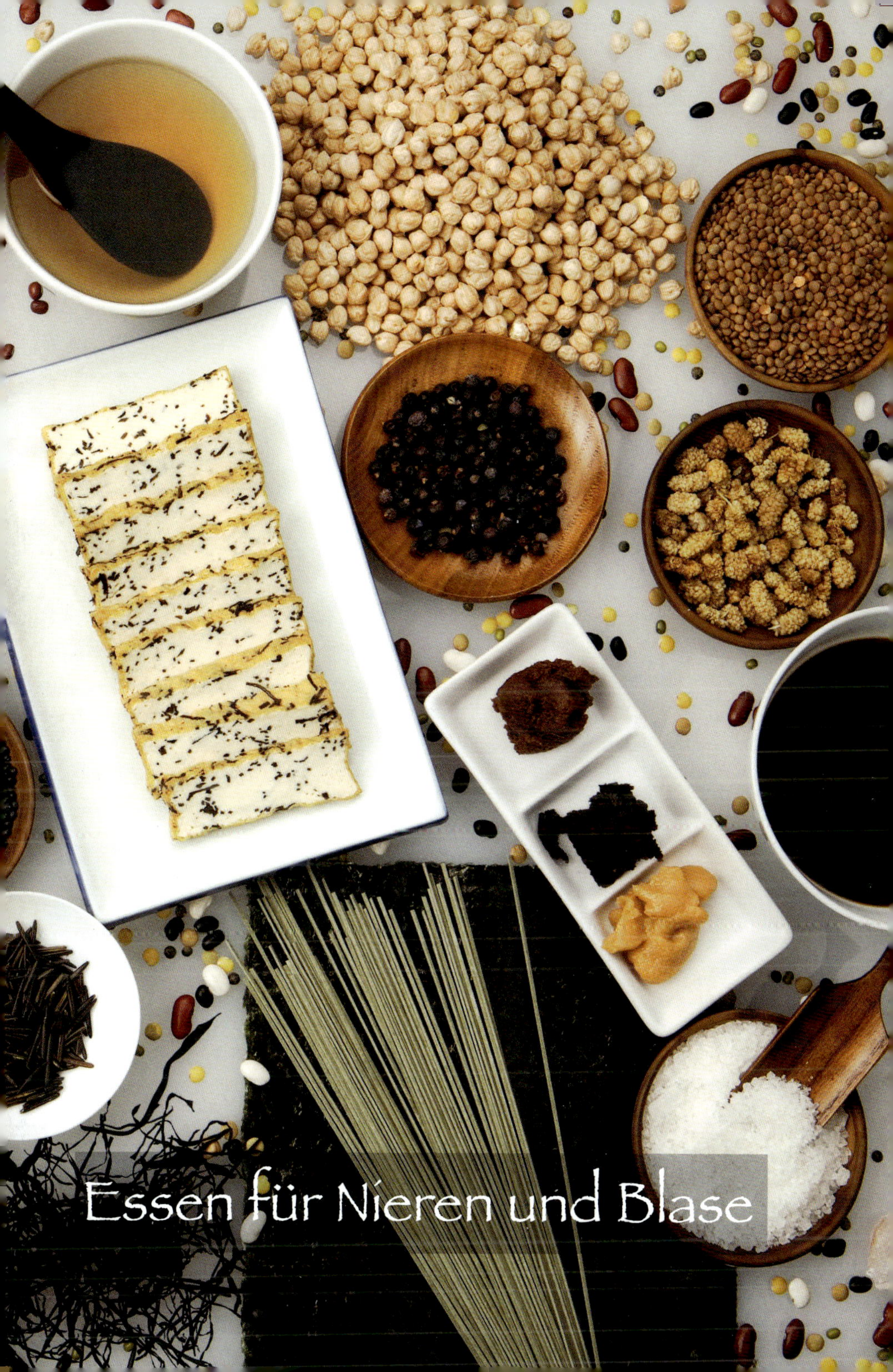

Essen für Nieren und Blase

Ernährung im Winter

Niere und Blase sind besonders empfindlich gegenüber Kälte. Bei Kälte nehmen wir automatisch eine Abwehrhaltung ein. Um unser Inneres zu schützen, ziehen wir die Schultern hoch und beugen den Rumpf leicht nach vorne. Haben wir der Kälte nichts entgegenzusetzen, dringt sie in den Körper ein. Sie wandert von den eiskalten Füßen aufwärts über die Beine bis zum Rücken, wo sie Rückenschmerzen verursachen oder verschlimmern kann. Kälte verlangsamt alle Energiebewegungen und Lebensprozesse. Sie macht steif und kann zu einer schmerzhaften Verkrampfung führen.

Um der Kälte zu trotzen, brauchen wir Energie. Die Ernährung spielt dabei die wichtigste Rolle. Sie kann uns Wärme und Kraft geben und Substanz aufbauen. Gutes Essen ist wie der Brennstoff, der unseren Körper beheizt. Besonders wenn wir leicht frieren, chronisch kalte Füße haben und uns schwach fühlen, müssen wir auf hochwertiges »Brennholz« achten, das den Körper einheizt, aufbaut und stärkt. Das geschieht durch eine wärmende, nährende und eiweißreiche Nahrung.

Bestehen unsere Mahlzeiten jedoch hauptsächlich aus belegten Broten, Salaten und Smoothies, bewirkt das genau das Gegenteil. Auch durch Getränke können wir Kälte in uns aufnehmen. Das gilt nicht nur für Säfte und Limos aus dem Kühlschrank, sondern auch für schwarzen und grünen Tee und viele Kräuterteesorten wie Pfefferminze oder Kamille, die »thermisch« kalt sind und uns innerlich abkühlen. Dann fühlen wir uns in unserem Körper wie in einem unbeheizten Haus im Winter: ausgekühlt und klamm.

Um der äußeren und inneren Kälte entgegenzuwirken, brauchen wir eine gehaltvolle Nahrung mit ausreichend Eiweiß, das die Körperzellen aufbaut und erneuert. Suppen und Eintöpfe sind besonders empfehlenswert, mit Zutaten wie Kohl, Wurzelgemüse, Lauch und Zwiebeln.

Stundenlang gekocht werden sie zu Kraftsuppen, die uns regenerieren und stärken. Eine tagelang gekochte Hühnersuppe wird in China als therapeutisches Mittel bei Erschöpfungszuständen nach schweren und auszehrenden Krankheiten oder für Wöchnerinnen nach der Geburt ihres Kindes eingesetzt. Nicht nur durch langes Kochen, sondern auch durch Schmoren im Backofen wird Wärmeenergie auf die Nahrung übertragen. Zum Nachtisch kann es dann einen Bratapfel oder ein Kompott geben, oder Kekse mit Wintergewürzen wie Zimt, Sternanis und Vanille.

Der salzige Geschmack

Salz ist lebenswichtig, denn es veranlasst den Körper dazu, seinen Wassergehalt zu bewahren. Allerdings brauchen wir nicht allzu viel davon. Ein Erwachsener benötigt täglich ein bis drei Gramm Salz zum Ausgleich des Verlusts durch Schwitzen und Ausscheidung durch den Harn. Doch häufig nehmen wir ein Vielfaches davon auf, denn Salz ist überall versteckt: in Wurst und Käse, Fertigprodukten, Chips oder auch in Mineralwasser, das oft sehr salzig ist.

Nahrungsmittel mit einem salzigen Geschmack wirken in Maßen genossen schleimlösend und aufweichend. Wenn von diesen positiven Effekten des salzigen Geschmacks die Rede ist, ist damit nicht das raffinierte Speisesalz gemeint, das in den meisten industriell gefertigten Lebensmitteln verwendet wird. Dieses Kochsalz enthält fast ausschließlich Natriumchlorid und bringt dadurch den labilen Mineralienhaushalt durcheinander. In naturbelassenem unbehandeltem Salz hingegen sind verschiedene Spurenelemente und Mineralien enthalten wie Kalium, Kalzium oder Magnesium, die für den Aufbau von Knochen und Zähnen und für eine Vielzahl von Körperfunktionen essenziell sind. Gute Salzquellen sind Stein- oder Meersalz, Miso, Sojasoße oder auch das Sesamsalz Gomasio. Den salzigen Geschmack finden wir zudem in allen Nahrungsmitteln der Seen und Meere, in Algen, Fischen und Meeresfrüchten.

In kleinen Mengen stärkt der salzige Geschmack die Nieren. Im Übermaß hingegen wirkt Salz nicht mehr aufweichend, sondern verhärtend. Es trocknet den Körper aus wie ein Stück Dörrfleisch. Das kann Kopfschmerzen, Bluthochdruck und auch verhärtete Gefäße verursachen, doch zuallererst führt es zu einem vermehrten Durst. Wir haben das Bedürfnis, den Körper wieder zu befeuchten, am besten mit ein paar kühlenden Bierchen. Diese Tatsache lässt Kneipenwirte großzügig Salzstangen und gesalzene Erdnüsse auf den Tresen stellen, denn der Alkoholkonsum wird dadurch angeregt.

Ein hoher Salzverbrauch vergrößert nicht nur das Verlangen nach Alkohol, sondern auch nach dem süßen Geschmack, der gleichfalls befeuchtet und die Austrocknung und Starrheit auflöst. Der Körper verlangt unwillkürlich nach einem Ausgleich. Nach der trocknenden Wirkung von Salz fordert er die befeuchtende Wirkung von Süßem ein. Viele Menschen pendeln daher zwischen diesen beiden Geschmäckern hin und her: extrem süß wie Schokolade und extrem salzig wie Kartoffelchips. Ein Heißhunger auf Süßigkeiten und ein Verlangen nach Alkohol wird durch einen erhöhten Salzkonsum gefördert. Der kurmäßige Verzicht auf Salz, wie in einer Fastenkur, kann diese Bedürfnisse reduzieren. Danach wirst du feststellen, wie salzig Mineralwasser oder ein ganz gewöhnliches Brötchen schmecken.

Nahrung für die Nieren

Algen

Meeresalgen sind eine sehr gute Quelle für Mineralstoffe und Vitamine. Sie enthalten viel Kalzium, Eisen und weitere essenzielle Mineralien und Spurenelemente. Ihre salzige, nach unten und innen leitende Wirkung führt dazu, dass die darin enthaltenen Mineralien in die Knochen eingelagert werden. Darüber hinaus sind Algen stark entgiftend und in der Lage, Schwermetalle zu binden und auszuleiten. Sie lösen Schleim, Gewebeansammlungen und Schwellungen. In asiatischen Ländern werden sie daher zur Vorbeugung und Behandlung von Krebs eingesetzt.

Algen wie Wakame, Arame, Hijiki oder Kombu wirken erfrischend und kühlen Hitze. Es ist empfehlenswert, sie regelmäßig, aber aufgrund ihrer abkühlenden Wirkung nur in kleinen Mengen zu verzehren. Sie können in Suppen einfach mitgekocht werden. Nur bei einer Überfunktion der Schilddrüse sind sie aufgrund ihres Jodgehalts mit Vorsicht zu genießen.

Miso

Miso ist eine aus fermentierten Sojabohnen hergestellte salzige, aromatische Paste, die reich ist an Mineralien und bekömmlichen Proteinen. In Bioqualität enthält sie wertvolle verdauungsfördernde Enzyme. Miso ist ein guter Zusatz für Suppen und Soßen. Es darf allerdings nicht mitgekocht werden, sondern wird erst kurz vor dem Servieren in die Suppe eingerührt.

Hülsenfrüchte

Hülsenfrüchte gelten als das Getreide des Wasserelements. Sie sind sättigend, fördern auf milde Weise die Wasserausscheidung und stärken die Gehirnfunktion. Hülsenfrüchte haben einen hohen Anteil an Vitaminen, Mineralstoffen und Proteinen. Besonders in Kombination mit Getreide sind sie eine hochwertige Eiweißquelle, die bei Vegetariern regelmäßig auf dem Speiseplan stehen sollte, so wie es in Indien mit Reis und Dal üblich ist. Aufgrund ihrer entwässernden Wirkung sind sie jedoch für sehr dünne, zu Trockenheit neigenden Menschen nicht geeignet.

Für viele Menschen sind Hülsenfrüchte schwer verdaulich und sie verursachen Blähungen, wobei Linsen, Mungbohnen, schwarze Bohnen und Azukibohnen besser verträglich sind als Kichererbsen und Sojabohnen. Für ihre Bekömmlichkeit spielt die Zubereitung der Hülsenfrüchte eine wichtige Rolle: Weiche sie über Nacht ein, schütte das Einweichwasser weg. Nach dem ersten Aufkochen nimm für 10–20 Minuten den Deckel ab, damit Gase entweichen können, und schöpfe den Schaum, der sich beim Kochen bildet, ab. Je länger Hülsenfrüchte gekocht werden, um so weicher und bekömmlicher werden sie. Gib entblähende Gewürze wie Fenchel, Kreuzkümmel, Ingwer oder Koriander dazu und koche eine Kombualge mit. Damit sich das stundenlange Kochen von schwarzen Bohnen lohnt, kannst du gleich eine ganze Packung aufsetzen und dann kleine Portionen, in Gläschen luftdicht abgefüllt, im Kühlschrank aufbewahren.

Kraftsuppen

Lange gekochte Suppen und Brühen sind sehr bekömmlich, sie wirken aufbauend und nährend. Die Inhaltsstoffe werden durch das stunden- oder sogar tagelange Kochen aufgeschlossen und können vom Organismus leicht aufgenommen werden. Daher sind sie auch für Kleinkinder, für alte, schwache Menschen oder auch in der Aufbauphase nach Krankheiten geeignet. Eine Kraftsuppe kann für mehrere Tage vorgekocht, im Kühlschrank aufbewahrt und dann portionsweise erwärmt werden. Für eine Getreidekraftsuppe (Congee) nimm etwa 100 g Reis oder ein anderes

Getreide auf einen Liter Wasser, und lasse alles für 2–6 Stunden köcheln. Je länger die Kochzeit, desto aufbauender wirkt die Suppe. Für eine Gemüsekraftbrühe werden große Gemüsestücke, vor allem Wurzelgemüse, zusammen mit einem Stück Alge (Kombu, Wakame oder Arame) geköchelt. Kraftbrühen mit Huhn*, Rind*, Markknochen* oder Fisch wirken noch aufbauender und erwärmender als Gemüsekraftbrühen. Sie sind daher im Winter, bei einer Kältekonstitution und bei Nierenschwäche empfehlenswert. Man braucht nur eine kleine Menge Fleisch, das durch den langen Kochvorgang in Energie umgewandelt wird.

Was die Nieren nicht mögen

- Rohkost, Smoothies
- Tiefkühlkost, in der Mikrowelle erhitzt
- vergorene Milchprodukte wie Joghurt, Quark
- Südfrüchte
- kalte und eisgekühlte Getränke, Mineralwasser
- schwarzer und grüner Tee, Kaffee
- zu viel Salz, vor allem das raffinierte Kochsalz

Was die Nieren lieben

- gekochte Speisen mit wärmenden Zutaten
- hochwertiges Eiweiß, Hülsenfrüchte
- Getreide wie Buchweizen, Hafer, Süßreis
- Samen wie Sesam, Nüsse wie Walnüsse, Kastanien
- Meeresfrüchte, Algen
- Wintergemüse wie Kohl, Lauch
- heißes Wasser

---

* Wer sich für den Verzehr von Fleisch entscheidet, sollte beim Kauf unbedingt auf eine wesensgerechte Tierhaltung und Bioqualität achten.

Die Nieren sind die Basis von Yin und Yang im Körper. Die wesentlichen Ungleichgewichte der Nierenenergie sind der Nieren-Yang-Mangel, der Nieren-Yin-Mangel sowie der Verlust der Essenz. In den folgenden Kapiteln stellen wir sie vor und geben dazu hilfreiche Ernährungshinweise.

Nieren-Yang-Mangel

Yang steht für Wärme und Energie und ist die Grundlage aller Aktivitäten im Körper. Das Nieren-Yang bringt Bewegung ins Leben. Von hier geht das Feuer aus, das uns von innen her wärmt, schützt und zum Leben motiviert. Es regt den gesamten Stoffwechsel an und entfacht das Verdauungsfeuer, damit die aufgenommene Nahrung umgewandelt werden kann. Es bildet die Basis für Libido und Fruchtbarkeit und erweckt unsere sexuelle Lust.

Das Nieren-Yang ist wie die Flamme unter einem Wasserkessel. Brennt das Feuer nicht richtig, wird das Wasser unzureichend erhitzt. Bei einem Mangel an Nierenfeuer fehlt es an Energie, Wärme und Bewegung. Dann leiden wir unter Kälte und alle Umwandlungsprozesse im Körper finden nur eingeschränkt oder unvollständig statt. Fehlt Wärme im Inneren, ist die Abwehrkraft geschwächt und äußere Kälte vermag leichter einzudringen.

Im Körper entsteht Kälte nicht nur durch kalte Witterungsbedingungen, sondern vor allem durch den Verzehr von Rohkost, abkühlenden Nahrungsmitteln und kalten Getränken. Auch chronische Angst macht kalt: Alles in uns zieht sich zusammen und wir sind angespannt. Dann brauchen wir Wärme: von außen durch verschiedene Wärmeanwendungen wie Bäder und Fußbäder, warme Kompressen, die Behandlung mit Rotlicht oder Moxa*, und vor allem von innen durch gekochte Speisen, zwei-

* In der *Moxa*-Therapie werden Akupunkturpunkte oder Hautareale durch das Abbrennen von Beifusskraut erwärmt.

bis dreimal täglich, mit anregenden, aromatischen Kräutern und Gewürzen. Auch körperliche Bewegung wärmt den Körper und belebt das Yang. Rohkost, Salate, Südfrüchte und Smoothies sollten vermieden werden, um den Körper nicht zusätzlich zu kühlen und zu schwächen. Ebenso ist es empfehlenswert, Milchprodukte vom Speiseplan zu streichen, denn wenn das Yang schwach ist, lagern sie sich im Körper als Schleim ab. Sauermilchprodukte wirken zudem abkühlend.

Symptome eines Nieren-Yang-Mangels

- aufsteigende Kälte von den Füßen, über die Beine, Po und unteren Rücken über den ganzen Körper – von einem leichten Frösteln und chronisch kalten Füßen bis hin zu einem ausgeprägten Kälteempfinden
- Schmerzen im unteren Rücken, die sich bei Kälte und Bewegungsmangel verschlimmern und sich durch Wärme und Bewegung verbessern
- Müdigkeit, Energielosigkeit und Schwäche
- Antriebslosigkeit, Lustlosigkeit, Mangel an Motivation und Willenskraft
- Ängstlichkeit, übertriebenes Sicherheitsbedürfnis
- sexuelle Unlust, mangelnde Erregbarkeit
- Impotenz, Unfruchtbarkeit, Kälte im Urogenitalbereich
- Blasenschwäche, häufiges Wasserlassen, auch nachts
- schwacher Beckenboden, Harninkontinenz
- schwache Verdauung, Blähungen, Völlegefühl, Neigung zu breiigem Stuhl
- Cellulite, Bein- und Knöchelödeme

Nahrungsmittel für den Nieren-Yang-Aufbau

- geröstetes Getreide; Buchweizen, Haferflocken, Süßreis
- Gemüse: Bärlauch, Fenchel, Frühlingszwiebeln, Hokkaido, Knoblauch, Lauch, Möhren, Süßkartoffeln, Weißkohl, Zwiebeln
- Gewürze: Anis, Curry, Senfsamen, Fenchelsamen, Nelke, Ingwer, Kardamom, Koriander, Kümmel, Lorbeer, Muskatnuss, Pfeffer, Rosmarin, Thymian, Wacholder, Zimt
- Petersilie, Schnittlauch
- schwarze Bohnen
- Kastanien, Pistazien, Walnüsse
- Huhn, Lamm, Rind, Wild, Lachs, Meeresfrüchte
- Tee: Ingwer, Anis, Fenchel, Kümmel
- Zubereitungsart: langes Kochen, langsames Braten, Anrösten, Backen

Nieren-Yin-Mangel

Yin steht für die Substanz, die festen und flüssigen Bestandteile des Körpers: Muskeln, Gewebe, Knochen, Zähne, Haare, Blut und Körperflüssigkeiten. Das Yin sorgt für ausreichende Befeuchtung und Kühlung im Organismus. Schauen wir uns noch einmal das Bild mit dem Wasserkessel an, der auf der Flamme steht: Yin ist das Wasser, das erhitzt wird. Bei einem Nieren-Yin-Mangel ist zu wenig davon da, sodass der Topf schnell heiß wird und schon bei milder Hitze zu glühen beginnt. Die kühlende Flüssigkeit fehlt.

Dieser Zustand der Überhitzung tritt im Körper durch einen anstrengenden, aufreibenden Lebenswandel mit mentaler und körperlicher Überarbeitung ein. Auch heftige, erhitzende Emotionen wie Zorn und Begierde sowie extreme emotionale Belastungen wie Sorgen, Trauer, Angst und konfliktbeladene Auseinandersetzungen verletzen langfristig das Yin.

Bei einem Nieren-Yin-Mangel zeigen sich neben einem körperlichen Hitzegefühl und Trockenheit vor allem geistige Symptome. Wenn man das Yin mit dem Wachs einer Kerze vergleicht, ist die Flamme der Geist. Ist genügend Wachs vorhanden, brennt die Flamme gleichmäßig und ruhig, der Geist ist klar und wach. Ist die Kerze jedoch heruntergebrannt, fängt die Flamme an zu flackern. Der Geist ist nicht mehr »verwurzelt«, und es kommt zu Unruhe, Vergesslichkeit und Schlafstörungen. Das geht einher mit einer geringen Belastbarkeit und dem Gefühl der Überforderung, wie wir es in dem Kapitel über Burnout beschrieben haben. Es fehlt an Yin, das für Ruhe, Regeneration und angenehme Abkühlung sorgt. Diese Symptome treten in der Regel erst in der zweiten Lebenshälfte auf, denn in jungen Jahren ist das Yin noch kraftvoll.

Symptome eines Nieren-Yin-Mangels

- innere Unruhe, Nervosität
- Konzentrations- und Gedächtnisschwäche
- geringe Belastbarkeit
- Schlafstörungen
- Herzrasen
- Rückenschmerzen, die sich bei Anstrengung und Belastung verschlimmern und sich beim Ruhen im Liegen verbessern
- Hitzewallungen, Nachtschweiß
- nächtlich heiße Füße und Hände, Restless-Legs-Syndrom
- trockene Haut und Schleimhäute
- frühzeitiger Samenerguss, intensive sexuelle Träume und Fantasien
- Tinnitus, Hörsturz, Schwindel

Nahrungsmittel für den Nieren-Yin-Aufbau

- Proteine: Hülsenfrüchte wie schwarze Bohnen, Linsen, Mungbohnen, Sojaprodukte wie Miso, Tempeh und Tofu, möglicherweise hochwertiges tierisches Eiweiß
- mineralien- und vitaminreiche Kost
- Amaranth, Bulgur, Couscous, Dinkel, Quinoa, Mais, Urweizen Emmer
- erfrischende Gemüse wie Auberginen, Avocado, Champignons, Gurke, Kohl, Paprika, Petersilie, Rote Bete, Sellerie, Shitake-Pilze, Spinat, Tomate, Zucchini
- Äpfel, Birnen, alle Beeren, Pflaumen, rote Weintrauben
- Trockenfrüchte wie Datteln, Dörrobst, Feigen, Rosinen
- Kokosnuss, Mandeln, Maronen, schwarzer Sesam, Sonnenblumenkerne, Walnüsse
- Leinöl, Olivenöl, Sesamöl, Omega-3-Fettsäuren
- Algen: Arame, Wakame, Nori, Hijiki, Kombu
- rote Fruchtsäfte, Gemüsesäfte, Weizenbier
- milde und saftige Zubereitungsarten, Kochen mit viel Wasser

In der Ernährung bauen hochwertige Proteine sowie feuchtigkeitsspendende und gekochte Speisen mit erfrischenden Zutaten (siehe Nahrungsmittel für den Nieren-Yin-Aufbau) die Yin-Energie auf. Reduziert oder wenn möglich vermieden werden sollten ausleitende Getränke wie Kaffee, Schwarz- oder Grüntee, scharf-heiße Gewürze, hochprozentiger Alkohol, genauso wie Geräuchertes, Gegrilltes und Gepökeltes.

Das Yin wird gestärkt durch Entspannungsübungen und Meditation. Auch die langsamen, fließenden Bewegungen im Qigong und Taiji, das lange Verweilen in Körperpositionen im Yin Yoga sowie wohltuende, tiefenentspannende Körperarbeit wie

Shiatsu oder Craniosakraltherapie beruhigen Körper und Geist und fördern den für das Yin so wichtigen Schlaf.

Der Verlust der Essenz

Die Symptome eines Essenz-Mangels vermischen sich nicht selten mit denen eines Nieren-Yin-Mangels. Zusätzlich können folgende Anzeichen auftreten (siehe auch Seite 11–12):

Symptome einer Schwäche der Essenz

- Erschöpfung und Burnout
- frühzeitiges Altern, vorzeitig runzlige Haut, frühes Ergrauen und Haarausfall
- Vergesslichkeit
- vorzeitige Menopause
- Zahnprobleme, vorzeitiger Zahnverlust
- Schwerhörigkeit
- Schwäche im Rücken, in Hüften und Knien
- abnehmende Knochendichte, Osteoporose

Osteoporose

Die von vielen Frauen als Folge der Wechseljahre gefürchtete Osteoporose ist eng mit einer Abnahme der Essenz verbunden. Doch wir können etwas für unsere Knochengesundheit tun. Neben einer regelmäßigen sportlichen Betätigung, bei der über die Muskeln und Sehnen der Stoffwechsel in den Knochen gefördert wird, spielt auch das in unserer Nahrung enthaltene Kalzium eine wichtige Rolle. Milch ist dafür keine gute Wahl. Eine Langzeitstudie der Harvard-Universität ist zu dem Ergebnis gekommen, dass

Nahrungsmittel zum Erhalt der Essenz

Hierzu zählen auch alle Nahrungsmittel für den Nieren-Yin-Aufbau.

- frisch gekochte Speisen mit viel Gemüse
- Getreidegras, Chlorella, Spirulina
- Ghee (geklärte Butter), Weizenkeimöl
- Bienenpollen, Gelee Royal
- Maulbeerfrüchte
- Austern
- Kieselerde, Vitamin E

durch häufigen Milchkonsum die Osteoporoseanfälligkeit sogar gesteigert wird. In China und Japan, wo kaum Milchprodukte verzehrt werden, sind die Knochendichtewerte wesentlich besser als bei uns im Westen.

In hervorragender Bioverfügbarkeit und im Verbund mit anderen essenziellen Mineralien ist Kalzium in folgenden Lebensmitteln enthalten: Amaranth, Brennnesseln, Haselnüssen, Leinsamen, Mandeln, Mohn, Sesam, Petersilie, Sonnenblumenkernen und besonders in Meeresalgen.

Alles Gute für die Nieren

- Riskiere mal was! Mut und Entschlossenheit kannst du trainieren, indem du Dinge tust, die du bislang noch nicht gewagt hast, aber immer schon tun wolltest. Wenn du normalerweise ängstlich bist, probiere in kleinen Schritten aus, mutig zu sein: Möchtest du einen Berg besteigen, beginne mit einem Ausflug in ein Kletterstudio, wo du gesichert eine Wand hochklettern kannst. Diese Erfahrung, deine Angst überwunden zu haben, stärkt das Selbstvertrauen.
- Gehe jedem aus dem Weg, der dich mit Angst und Furcht manipulieren möchte!
- Experimentiere mit tantrischer Sexualität, bei der es kein Ziel zu erreichen gibt und die in eine tiefe Entspannung führt. Tantrische Energieübungen kannst du nicht nur zu zweit, sondern auch allein durchführen.
- Achte auf ein Gleichgewicht von Yin und Yang. Sei aktiv, ohne dich zu überanstrengen und ruhe dich aus, ohne Antrieb und Entschlossenheit zu verlieren.
- Wenn du auf deinem Weg Hilfe brauchst, riskiere es, andere darum zu bitten oder hole dir die Unterstützung von einem erfahrenen Therapeuten.
- Wenn dir die Ereignisse des Tages zu viel werden, halte inne, atme tief durch und spüre die Empfindungen in deinem Körper. Schalte dein Handy aus und nutze deine Pausen wirklich zum Entspannen.
- Erhole dich in regenerierenden Kuren.
- Übe regelmäßig Qigong, Yoga oder ein anderes körperliches Training, das eine aufrechte Haltung fördert, die Spannkraft der Muskeln im Rücken, in Bauch und Beinen stärkt und einer Wirbelsäulenversteifung entgegenwirkt.

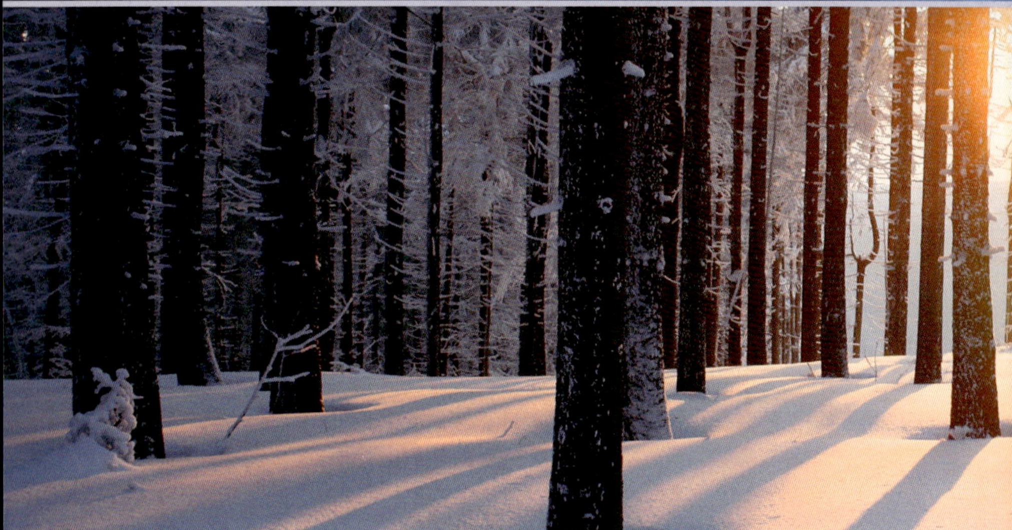